王陇德总主编　　健康9元书系列

冠心病饮食营养黄金法则

李　响　陈　伟　编著

金盾出版社

内 容 提 要

本书详细介绍饮食营养的黄金法则,让人们学会健康的生活方式,走出饮食营养误区,远离冠心病困扰,从而拥有强健体魄,享受幸福生活。其内容丰富,实用性、可操作性强,适合大众阅读。

图书在版编目(CIP)数据

冠心病饮食营养黄金法则/李响,陈伟编著.--北京:金盾出版社,2012.5
(健康9元书系列/王陇德总主编)
ISBN 978-7-5082-7592-5

Ⅰ.①冠…　Ⅱ.①李…②陈…　Ⅲ.①冠心病—食物—疗法　Ⅳ.①R247.1

中国版本图书馆 CIP 数据核字(2012)第081771号

金盾出版社出版、总发行
北京太平路5号(地铁万寿路站往南)
邮政编码:100036　电话:68214039　83219215
传真:68276683　网址:www.jdcbs.cn
北京天宇星印刷厂印刷、装订
各地新华书店经销
开本:787×930 1/32　印张:3.375　字数:64千字
2012年5月第1版第1次印刷
印数:1~50 000册　定价:9.00元

编委会

序

随着经济的发展,时代的进步,医疗卫生水平的提高,我国疾病谱发生了很大变化,预防为主的观念也在变化。过去讲预防为主,主要是预防传染病,因为传染病是当时居民的主要死亡因素。近些年来,虽然传染病得到有效控制,可是脑卒中、冠心病、高血压、糖尿病等慢性病却成为影响居民健康的主要因素。2008 年公布的"我国居民第三次死因抽样调查结果"显示,脑血管病已成为我国国民第一位的死亡原因,死亡率是欧美国家的 4~5 倍、日本的 3.5 倍,甚至高于泰国、印度等发展中国家。《中国心血管病报告 2010》显示,目前全国有高血压患者 2 亿人,成为严重威胁我国人民健康的主要疾病。然而,我国人群高血压的知晓率、治疗率和控制率仅分别为 30.2%、24.7%和 6.1%,仍处于较低水平。高血压不仅是一个独立的疾病,也是脑卒中、冠心病、肾衰竭和眼底病变的主要危险因素。高血压患者还常常伴有糖尿病等慢性疾患。

当前,造成我国国民慢性疾病上升的主要原因有:

不健康的生活方式:除了平均寿命延长以外,另一个主要原因就是长期不健康的生活方式。不健康的生活方式助长了慢性病的高发和威胁。很多人长期大鱼大肉,摄入过多的热能,加之不良的生活习惯,如过量饮酒、吸烟、身体活动不足,导致肥胖、血管硬化等。这些都是慢性疾病的主要危险因素。

健康素养水平较低:人民的健康知识并未随着生活水平的提高而增多。中国健康教育中心(卫生部新闻宣传中心)公布的我国首次居民健康素养调查结果显示,我国居民具备健康素养的总体水平为6.48%,即每100人中仅有不到7人具备健康素养。本次调查就科学健康观、传染病预防、慢性病预防、安全与急救、基本医疗5类健康问题相关素养现状进行了分析。结果表明,慢性病预防素养水平最低,仅为4.66%。

养生保健中的误区:由于健康知识的不足,人们在养生保健中的误区也十分常见,如蛋黄里含有大量的胆固醇,血脂高的人群不能吃蛋黄;水果是零食,可吃可不吃;爬山是中老年人最好的锻炼;闻鸡起舞,中老年人晨练好处多等。这些误区不仅起不到保健的作用,而且可能造成对健康的损害。

由此可见,改变人们不科学的生活方式,提高群众的健康知识水平显得尤其重要。金盾出版社邀我组织编写一套防病治病和养生保健类的科普图书。《健康9元书系列》正是秉承了这一使命,将深奥的医学科学知识转化为通俗易懂的老百姓的语言,将科学的健康知识呈现给大家,正确指导群众的保健行为。《健康9元书系列》共50种,编写此套系列丛书的50余位作者中,既有胡大一、洪昭光、向红丁等一批全国知名的大专家,也有活跃在基层医院临床第一线的中青年专家。他们都拥有扎实的医学理论基础和丰富的临床经验。更为难能可贵的是，他们除了做好自己的医疗、教学和科研工作以外，都热衷于健康科普宣传工作，花费了大量的业余时间编写这套系列丛书。这套系列书从常见病的防治到科学的养生保健方法，从慢性疾病的营养配餐到心理保健，涉及面广，实用性强，让读者看得懂，学得会，用得上。希望通过《健康9元书系列》的出版，为我国民众的健康知识教育和健康水平的提高贡献一份力量。

中华预防医学会会长
中国工程院院士

2012 年 4 月于北京

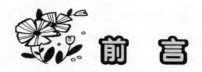 前 言

众所周知，心脏是生命的核心，它担负着全身的血液循环和营养供给。假如你的寿命是70岁，那么你的心脏一生要工作大约25亿次。但你知道吗？心脏的重量却只是正常成年人体重的1/200，大约300克。而只有约300克的心脏每分钟则要搏出将近5000毫升血液，等于每天搏出约7吨的血量，简直称得上是个天文数字。

据《中国心血管病报告2008～2009》概要显示，心血管病现患人数至少2.3亿，每10个成人中就有2人患有冠心病。我国每年死亡300万人，每死亡3个人中就有1个人是冠心病患者。

从以上数据可以看出，心血管病的高发病率、高致残率和高死亡率已成为我国的重大公共卫生问题。

目前，虽然有先进的医疗技术来治疗冠心病，如介入治疗、搭桥治疗，最后还有心脏移植，但都没能使冠心病患病率降低，反而还在逐年持续上升。这就告诫我们在饮食预防方面做得还远远不够。为使更多的人免受冠心病困扰，我们编写了《冠心病饮食营养黄金法则》一书，献给冠心病患者及广大读者，让他们能从中受益。

本书旨在让大家轻松阅读的同时学会健康的生活方式，注重科学的饮食营养，拥有一个健康的体魄，享受幸福的生活；告诉人们饮食营养对冠心病的影响，走出饮食营养的误区；推荐一些适合冠心病病人使用的食谱，告诉他们到底该吃什么，不该吃什么，怎么样吃更营养，建立和推广"营养证据"的观点，而不是"流行观点"；指导人们的饮食行为，帮助他们预防、摆脱疾病的困扰。

很显然，这些营养主张不可能是"最终版本"，因为随着医学和营养学的不断发展，还会有新的营养观点被发现。但我们至少可以说，依据目前人们营养与健康的情况和人们可以获得的证据，提出这些营养主张是有必要和有依据的，因而也是值得关注参考的。

膳食是导致冠心病的因素之一。不良的生活方式对人类的身体健康构成威胁。人们由于缺乏正确合理的饮食理念，正在用牙齿给自己挖掘坟墓。本书就是告诉大家：生活方式的改变是降低冠心病危险的最低成本，使用最根本的方法——采用原始的设备：盘子、筷子，通过饮食来控制防治冠心病。希望大家能从中找到符合科学的、适合自己的膳食方式。

作　者

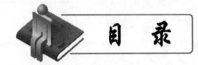

一、冠心病饮食营养黄金九则

在心血管疾病中,冠心病居重要地位。冠心病的全称是冠状动脉粥样硬化性心脏病。

它是由于心脏的冠状动脉发生粥样硬化,造成动脉管腔狭窄或阻塞,导致心肌缺血、缺氧而引起的心脏病。冠心病对健康和生命的威胁很大,流行病学统计资料显示,血脂异常是我国居民的首要问题。血脂异常是引发冠心病的主要危险因素之一。据卫生部的《中国心血管病报告 2008～2009》,我国成年人血脂异常患病率为 18.6%,估算现在患冠心病人数近 2 亿;其中高胆固醇血症为 2.9%,高三酰甘油血症为 11.9%。高胆固醇血症患病率城市高于农村,45 岁以前男性高于女性,45 岁以上女性高于男性。其病理基础是动脉粥样硬化、血栓形成。目前,我国心肌梗死的患病率与死亡率在急剧增长并且快速年轻化,是当今人类死亡的头号杀手。

冠心病的一个关键问题是粥样斑块,这种斑块是一种黏腻的沉积物:由沉积在冠状动脉血管内壁的蛋白质、脂肪(胆固醇)、磷脂及其他成分形成。实验证明:膳食与冠状动脉粥样硬化性心脏病有非常大的关系。

黄金原则之一:营养影响基因

每一种疾病的起因都是有基因背景的。没有基因也就没有疾病,没有基因就不会有生命。

基因本身不能注定你会患上某种疾病。基因必须被激活之后才能发挥它的作用。而营养在其中扮演了关键的角色,它能决定基因(无论是好基因还是坏基因)是否能够表达。

基因并不是在所有时间内都会完全表达,如果基因没有被激活,它们就一直会呈现"生化冬眠"。是什么导致一些基因处于"冬眠",而令其他基因表达呢? 就是环境,特别是膳食。

基因对人体有着很大影响。基因的表达主要受环境因素的调控,特别是营养的调控。如果两个人生活在同一个环境中,而且他们每天吃的都是相同的食物。许多年以后,一个人死于心脏病发作,而另外一个人死于癌症,对此我们一点也不会觉得惊讶。怎么解释这种差别呢? 基因是造成个体差别的主要原因,因为我们的遗传基因不同,所以我们才会患上不同的疾病。

而生活在同一遗传背景下的人群,当这些人中的一部分迁往异地以后,他们的疾病发生情况很快就会与当地人群的发病情况趋于一致。他们的基因并没有改变,但他们仍然会患上当地人群所患的区域性疾病。有趣的是:他们所患的疾病在他们的原出生地却是非常罕见。

健康合理的膳食,会给人们身心带来良好的环境,让好的基因得到表达,坏的基因得到抑制。树立健康的营养理念,更会让人们生命质量提高,您认同这个观点吗?

我们知道：大部分高胆固醇血症患者属于普通型。病因是高胆固醇、饱和脂肪酸食物摄入得太多，而蔬菜水果、谷物用量较少。与此同时，还有一部分人患上另一种更为危险的高胆固醇血症，它起源于遗传性的基因缺陷，表现为血浆低密度脂蛋白(简称LDL)极度升高。这种常常不为人知的疾病，称为家族性高胆固醇血症，是一种常染色体显性遗传病。

家族性高胆固醇血症是一种常染色体显性遗传疾病。该病的发病机制是细胞膜表面低密度脂蛋白受体基因突变，导致该受体阙如，低密度脂蛋白代谢障碍。过量的低密度脂蛋白胆固醇(坏的胆固醇)、沉积于细胞中，形成黄色瘤和粥样斑块。本病的特征性临床表现为低密度脂蛋白胆固醇水平增高和冠心病，主要是血胆固醇升高及其导致的一系列病理生理变化，特别是心血管方面的症状。

目前，对家族性高胆固醇血症患者，有效的预防方法是查出携带者，并早期治疗。这里要强调的是，对家族成员要进行膳食指导。因为，这些患者早年易患冠心病，应尽早控制饮食和药物治疗。努力做到：给予富含豆类、奶类、全谷类、果蔬类及植物油等含不饱和脂肪酸较多的食物，有助于降低血浆低密度脂蛋白，同时还要有效地控制血压，增加适量的运动，戒烟限酒，从而达到预期疗效。

如今，还有一部分患者缺乏正确营养理念，认定已经到了疾病的晚期，无力回天。他们整天随心所欲，破罐破摔，今朝有酒今朝醉，更加剧了病情的恶化。他们不知道，良好营养可以控制，终止不好的基因,并通过改变生活方式可使疾病得到缓解,甚至逆转。

众所周知,防患于未然比治疗更重要。在生活中,越及早采用科学营养的膳食,人们的健康状况就会越好。对于那些病魔缠身的患者来说,绝对不能忘记营养在延缓、逆转疾病方面所发挥的关键作用。

黄金原则之二:了解成因,有的放矢

食物成分对冠心病的影响:动脉粥样硬化的发病是多因素的,我这里想说的只是与营养有关的因素。营养通过影响血浆脂类和动脉壁成分,使动脉粥样硬化发生和发展,也可影响糖尿病及其他内分泌代谢而导致动脉粥样硬化及并发症的发生。人们首先从强调胆固醇在本病发生中的作用,到注重脂肪的量和质问题,直至对碳水化合物和蛋白质的种类及其他特殊营养素的重视。因此,了解营养与动脉粥样硬化之间的关系对冠心病的防治非常必要。

1. 胆固醇 是引发冠心病的主要因素之一。凡居民膳食中胆固醇含量高者,其血胆固醇含量及冠心病的发病率和死亡率均相应增高。临床研究发现,饮食中的胆固醇摄入量与动脉粥样硬化症发病率成正比。因此摄入胆固醇的量越高,人体吸收的量就会相应增加,诱发冠心病的几率也随之增大。

胆固醇是人体细胞的重要组成成分,是激素及维生素合成的前体,具有重要的生理功能,体内一些重要器官如脑、肝脏等都富含胆固醇。

胆固醇主要存在于动物性食物中,大量摄入,会升高血浆胆固醇,而在植物性食物中还存在另一类结构与其十分相似的固醇,称为植物固醇。它最常分布于植物油中,尤以麦胚油最为丰富。植物固醇的种类颇多,其中最重要的是β谷固醇。此种固醇随食物进入肠道后能竞争性抑制胆固醇的吸收,因而具有降低血胆固醇作用。

2. 脂肪　脂肪对引起冠心病有不可推卸的责任。流行病学调查结果表明,饮食脂肪摄入总量与动脉粥样硬化症的发病率和死亡率成正比。摄入脂肪占总热能40%以上的地区,居民动脉粥样硬化发病率明显升高。食用脂肪总量又是影响血中胆固醇浓度的主要因素,因此脂肪的过量摄入是导致冠心病发生的重要因素。

自然界中,脂肪的分布比胆固醇要广泛,脂肪对血胆固醇含量的影响更加重要和复杂,主要取决于脂肪酸碳链的长短及不饱和的程度。饱和脂肪酸可使血胆固醇含量增高,多不饱和脂肪酸(如花生油)可使血胆固醇含量降低,而单不饱和脂肪酸(如橄榄油)则影响不大。进食1克饱和脂肪酸所引起的血胆固醇含量增高至少需要进食2克多不饱和脂肪酸才能抵消。

膳食中总的饱和脂肪酸(如猪油)与不饱和脂肪酸的比值控制在1:1.5为佳,对改善血小板功能及血液凝固状态也有好处。

食物中的反式脂肪酸(如巧克力派和人造奶油等)与饱和脂肪酸的作用相似,可使血胆固醇增高。

3. 蛋白质　正常成年人每日蛋白质的最低生

理需要量为 30～50 克,蛋白质与脂质代谢和动脉粥样硬化的关系已有报道,食用植物蛋白多的地区冠心病的发病率较动物蛋白含量多的地区降低。已有大量实验证明:大豆蛋白可完全代替动物蛋白,使血胆固醇含量显著降低,临床已用大豆蛋白治疗高胆固醇血症患者收到良好效果。其机制与其中的氨基酸组成有关。

4. 糖及总热能

(1)糖对血脂的影响与其种类有关,简单的糖如蔗糖、果糖等,可使血中三酰甘油升高。

(2)在一些脂肪摄入较高地区,当碳水化合物总量增加时,冠心病发病率增高。在临床中,冠心病患者中糖引起的高脂血症最多见。

(3)总热能的摄入也是一个重要的因素,在一些冠心病患者中,其中不少肥胖或超重型,他们的热能摄入相对过多,而他们的血胆固醇含量不一定增高。但三酰甘油含量增高则颇多见。其机制:由于肥大细胞对胰岛素的反应缺乏敏感性,因而使葡萄糖的吸收和利用受到限制,而为了维持葡萄糖在体内的稳态,胰腺必须分泌更多的胰岛素,造成高胰岛素血症。后者将促使肝脏更快地结合成内源性三酰甘油,最终形成高三酰甘油血症。

研究还表明,由于热能摄入过多引起肥胖,尚可使血中的高密度脂蛋白胆固醇含量显著降低。通过限制热能的摄入或增加消耗而降低体重,血脂异常可改善。

5. 食盐 长期口重的人,钠离子则会在血液中增多。钠吸收水分,会使周围组织的水分被吸收到血管中,血容量增加,心脏搏出血量就会增大,这样不但会增加心脏的负担,还使心脏搏出的血对血管的阻力增大,血压也随之增高。

6. 其他营养素 维生素、矿物质、膳食纤维等对血脂都有一定的影响。

(1)增加膳食纤维可降低胆固醇和脂肪的吸收,减少黏多糖刺激的胆汁酸吸收率,从而影响脂代谢的激素水平。另外,它还可以改善凝血状况。

(2)水的硬度与冠心病的发病有关。大量证据证明,水质硬度与冠心病的死亡率呈负相关。软水地区的居民较硬水地区居民的血胆固醇含量、心率、血压均显著增加。专家认为这与软水的酸性较高有关,因为酸可腐蚀水管,从而释放出有毒元素镉。国外报道,硬水含有有益元素:镁、钙、铬、锰,他们对预防动脉粥样硬化和冠心病有益。

(3)碘被认为有防止脂类在动脉壁沉着的作用;钠、镉被认为与高血压有关,因而可间接影响动脉粥样硬化;锌有对抗镉的作用。

(4)维生素与动脉粥样硬化有一定的关系:①维生素 C:它在维持血管壁的完整及代谢中起着重要作用,并有抗氧化作用。②维生素 B_6:生物体在维生素 B_6 存在的情况下,能将亚油酸转变成多不饱和脂肪酸,防止心脏病的发生。③B 族维生素、泛酸、烟酸也得到重视。它们用作降低血脂和防治冠心病药物的辅助成分。④维生素 E:具有抗氧化、抗衰老、抗凝血作用。

7. 吸烟饮酒 也能加速动脉硬化的形成。

黄金原则之三：量体裁衣，灵活设计

我国是多民族国家，少数民族分布广泛。每个民族都有各自的饮食特点，要制订好冠心病病人的食谱，就要尊重他们的饮食文化，进行合理的搭配。

以蒙古族为例，蒙古族是一个游牧民族，这就决定了他们的饮食方式以肉、奶为主，一般为牛羊肉。蒙古族人喜欢油多、肉多，吃稀饭也放肉。一日三餐，早餐为奶茶、馍馍和酥油，中餐不定时，晚餐多为吃肉。烤肉、烧肉、手抓肉均为蒙古族的家常食品。饮料有马奶、牛奶及奶茶，此外还有奶子酒。从他们的饮食中我们不难看出，患冠心病最危险的饮食因素他们都具备。因此，对于他们中患冠心病的人，我们在尊重他们饮食文化的基础上，可以建议他们减少食肉量，规定一天的食肉量，并且肉类以煮或蒸或卤为主，尽量吃瘦肉；奶类适当减少，油类尤其动物类油（牛油、羊油、猪油）尽量少用，可用植物油或橄榄油替代，并规定一天的量。在此基础上，多增蔬菜、水果等膳食纤维，还要适当增加主食的量来补充缺乏的维生素，主食以粗粮为主。

在总治疗原则框架不变的前提下，让患者从思想上充分认识饮食干预的重要性，告诉他们只有在饮食治疗的基础上，合理应用药物治疗，才能发挥降脂作用。否则，一味依赖所谓新药良药而忽略饮食治疗，临床很难取得满意的效果。

结合时令选择食物，根据性别、身高、体重、活动强度、病情进展,计算营养素的用量。简易公式获得理想体重[标准体重(千克)＝身高(厘米)－105]。然后根据理想体重和工作性质,参照原来生活习惯等计算总热能。休息状态下的成年人每日每千克理想体重给予热能25～30千卡,可根据体力劳动程度做适当调整。同时还需要考虑特殊情况下的饮食变化,如重大节日时,进食脂肪,动物蛋白过多,相应增加些含纤维素丰富的蔬菜。

坚持食物多样化,膳食营养全面的理念,从始至终在热能控制范围内,做到膳食营养平衡。建议每日饮食内容应包括:粮谷类、蔬菜、水果、豆类等植物性食物,以及适量肉类、蛋类、乳类等动物性食物,并按比例合理搭配。灵活运用食物交换份。

冠心病饮食应密切注意三大产热营养素占总热能的比例。

1. 适量碳水化合物摄入 1克碳水化合物平均产生热能4千卡。合并糖尿病者,碳水化合物供给量应占总热能50％～60％为宜。

提供一份热能相同的主食热能(90千卡)交换:

粉条20克,稻米25克,粳米25克,籼米25克,小米25克,面粉25克,莜麦25克,燕麦片25克,荞麦面25克,玉米糁25克,绿豆25克,馒头40克,手擀面35克,红薯100克,土豆110克,山药150克,藕150克,鲜玉米200克。

2. 适量蛋白质摄入 1克蛋白质平均产生热能4千卡。蛋白质可占全天总热能的15％～20％,适当减少动物蛋白质摄入,增加植物蛋白质摄入,两者比例为 1∶1。

含蛋白质 10 克的交换份以供参考：

瘦猪排 40 克，牛肉 50 克，猪瘦肉 60 克，鸡蛋 70 克，鸡肉 90 克，猪肝 100 克，鸭蛋 110 克，对虾 100 克，河虾 110 克，带鱼 110 克，猪血 110 克，猪心 110 克，鲤鱼 120 克，海蟹 140 克。

3. 限制脂肪及胆固醇摄入 1 克脂肪在体内燃烧平均产生热能 9 千卡。脂肪摄入量限制在总热能 25％以下，以植物油为主，植物油与动物油比例不低于 2∶1。

胆固醇限制在 300 毫克/日以下。若原有高脂血症，动物油比例还应适当下调，胆固醇严格限制在 200 毫克/日以下。

等量脂肪换份仅供参考：

植物油 10 克，芝麻酱 15 克，核桃仁 15 克，花生 15 克，葵花子 30 克。

冠心病患者食物中胆固醇含量最好控制在 300 毫克/日以内。

黄金原则之四：烹调技巧很重要

科学的烹调方法

(1)植物油如何科学烹调："好油"还要好烹调，不良的烹调方法可使"好油"变得危害人体健康，"坏油"更糟。

不良烹调方法的"代表"是烹调温度过高。有人很重视菜肴口味，长时间采用大火高温的烹调做法，其结果以牺牲油脂的营养为代价，来换取单纯的口味满足,实在是得不偿失。

以橄榄油为例,在190℃温度下,可保持稳定。但高于此温度,则可能造成不饱和键被破坏,单不饱和脂肪酸变成饱和脂肪酸,对人体产生不良影响;油温越高,烹调油中的不饱和脂肪酸氧化越快,营养成分流失也越多。因此,控制烹饪温度,以不超过三成热油温(90℃)的方式烹调,才是科学的烹调方式。

(2)烹调习惯很重要:冠心病膳食应提倡低油低食盐的烹调方法,忌吃油炸、油煎食物,用植物油炒菜,由于限制了食用油,在这里推荐几个少用油的烹调方法,每天可以选一餐用这些方法来做菜。

炖:首先注入适量清水,放入调料,大火上烧开,撇去浮沫,再置文火上炖至熟烂,其食物特点是质地软烂,原汁原味。

煨:加入调料和适量的水,再放置文火中慢慢煨熟至软烂。其食物特点是其味道比炖的更香浓。

蒸:具体操作是,隔水煮熟。有用米粉包蒸的叫粉蒸,有用荷叶或菜叶包扎蒸的叫包蒸;也有将食物直接放入容器中隔水蒸至熟透。食物的特点也是原汁原味,是饮食保健的烹调中使用最广泛的一种方法。

煮:将食物下锅加水,先用大火煮沸后,再用文火煮熟。一般适宜于体小易熟的食物制作,煮的时间较炖为短。其食物特点是味道清鲜,食物的有效成分能较好地溶解于汤汁中。

熬:比炖的时间更长。多适用于含胶质重的食物(如猪蹄)。其食物特点是汁稠味浓,适宜于身体虚弱之人食用。

拌:生拌,即纯生鲜蔬菜加调味汁或沙拉酱拌食。焯拌,即生鲜蔬菜用开水烫一下去掉生味,再用调料拌。炝拌,生鲜或焯过的蔬菜用食盐和调料稍腌一下,然后用调味料炝锅热油拌(注意的要点是不要选择热能过高的调味汁)。

(3)富含不饱和脂肪酸、维生素、叶酸食物的正确烹调

菠菜和胡萝卜:菠菜中富含叶酸,有研究表明,服用叶酸可以降低 25％罹患心脏病的风险。而胡萝卜中的胡萝卜素可以转化成维生素 A,保持血管畅通从而防止中风。菠菜中含有大量的草酸,会阻碍钙的吸收,食用前最好用沸水焯一下。胡萝卜需用油炒,才能使脂溶性的维生素 A 真正被人体吸收。

黄豆:含多种人体必需氨基酸和不饱和脂肪酸,能促进体内脂肪及胆固醇代谢,保持心血管通畅。食用时,除将黄豆加工成豆浆、豆腐、豆豉外,还可做成黄豆米饭。煮饭时,先将黄豆用热水泡 4 小时以上,再换水加米烹煮,这样可以将黄豆中容易产生气体的多糖体溶解,以免造成腹胀。

绿茶:营养成分极其丰富,其中最值得一提的是茶多酚。研究发现,茶多酚可以降低血液中胆固醇和三酰甘油的含量,具有预防动脉硬化、降低血压和血脂、防治血栓等作用。由于茶多酚不耐高温,不可用沸水冲泡,温水冲泡更能发挥其保健功能。

黄金原则之五:合理三餐,定时定量

合理安排一日三餐的时间及食量,进餐定时定量,早餐提供的热能应占全天总热能的 25%～30%,午餐应占 30%～40%,晚餐应占 30%～40%,可根据病情、劳动强度和生活习惯进行适当调整。一般情况下,早餐安排在 6:30～7:30,午餐在 11:30～12:30,晚餐在 18:00～19:00 进行为宜。要天天吃早餐并保证其营养充足,午餐要吃好,晚餐要适量。不暴饮暴食。

早晨起床后半小时至 1 小时进餐比较适宜。早餐谷类可以选择馒头、面包、麦片、面条、豆包、粥等,适量的含优质蛋白质的食物,如牛奶、鸡蛋或大豆制品,还有新鲜蔬菜和水果等。

午餐要吃好。可按均衡营养的原则从肉、禽、豆类及制品、蔬菜、主食中挑选搭配。

晚餐要适量。如果过多进食,血液中的氨基酸浓度会过高,从而加重疾病的发展。

还要知道,含碳水化合物多的食物在胃内停留的时间较短,而含蛋白质和脂肪多的食物停留时间长。混合食物的排空时间是 4～5 小时,因此三餐间隔 4～6 小时为宜。

现在社会上有一些人不吃早餐,这会导致他们注意力不集中,工作效率降低。因为从入睡到起床,是一天中禁食最长的一段时间,如无早餐供应血糖,脑部血糖很低,这时间就会感到疲劳,反应迟钝,注意力不集中,精神萎靡。

大量科学研究表明：

1. 不吃早餐会使血浆胆固醇增高　不吃早餐者血液中的胆固醇含量比每日吃早餐者高33％，而胆固醇高的人，血管中有脂肪纹，它是动脉粥样硬化的早期迹象。

2. 不吃早餐可导致肥胖　人在空腹时，身体内储存量的保护功能增强，因而吃进的食物容易被吸收，即使吸收的是糖，也容易变成皮下脂肪，造成皮下脂肪积聚，使身体肥胖。早餐不吃，造成空腹，中晚餐猛吃，使得吃进的食物很容易被过量吸收，造成肥胖。

临床资料表明，冠心病病人进餐不易吃得过饱，尤其是那些饭后容易发生心绞痛的人，更应引起警惕。因为，过多的食物，特别是高蛋白、高脂肪食品难以消化，会使腹部膨胀不适，膈肌位置升高，从而限制了心脏的正常收缩和舒张，加重心脏负担。又由于消化食物的需要，饭后全身血液较多地集中在胃肠道，使冠状动脉供血更显得不足，容易诱发心绞痛、心律失常，甚至发生急性心肌梗死而危及生命。

3. 晚餐过饱危险性更大　因为入睡后血液的流速较缓慢，如果晚餐进食脂肪较多，吃得过饱，血液中的血脂就会大大升高，极容易沉积在血管壁上，影响血管弹性，增加血管硬化病变的程度。专家们建议冠心病病人应采取少食多餐的方法，每日可以吃4～5餐，每餐以八分饱为宜。这样既容易消化，不影响睡眠，又可预防心绞痛、急性心肌梗死的急性发作。另外，平时应少吃动物脂肪及含胆固醇高的食物,如肝、肾、脑等,多吃蔬菜、水果及豆制品;吃清淡饮食,不要吃得太咸,每日食盐摄入量以 5 克左右为宜。

总之,冠心病是中、老年人的常见病、多发病,科学饮食调理与营养治疗,是整个医疗护理工作的一个重要组成部分。合理饮食有助于疾病的稳定和康复,饱餐不利于病情,甚至会导致严重不良后果。为了减轻心脏负荷,防止发生意外,奉劝冠心病病人及其家属,除按医嘱正规服药治疗外,还要学点有关冠心病的饮食保健知识,做到情绪稳定,生活规律,适当锻炼,少食多餐,切忌饱食。

黄金原则之六:富含纤维素的食物有益于健康

1. 纤维素 是指食物中不能被人体消化吸收的多碳水化合物木质素。可分可溶性纤维和不溶性纤维。

2. 纤维素作用

(1)减轻直肠和泌尿系统压力,加速排便。

(2)清洁肠道,减少宿便的吸附。

(3)吸收肠道有害物质,减少肠内毒素。

(4)改善肠道微生物群,增加好的细菌,改善肠内环境。

(5)纤维素对健康的意义:膳食纤维对身体的健康非常重要。它具有降低胆固醇的作用,减少患心脏病的几率。然而,并不是所有的纤维都具此功能。

惟有水溶性纤维有降低胆固醇的效应。而非水溶性纤维则在缓解便秘、预防痔疮、直肠癌等方面,具有显著的功效。

水溶性纤维在肠道中与含有大量胆固醇成分的胆汁结合,增加粪便中胆碱、胆盐的排泄,促进肝脏中更多胆固醇代谢转为胆酸,以弥补所损失的胆碱,使得体内的胆固醇含量降低,并可以提升高密度脂蛋白胆固醇在总胆固醇中的比例,有助于心脏病的预防。

存在于植物性食物之中的膳食纤维,我们几乎不能消化。纤维本身不产生热能,但是能帮助稀释膳食中的热能密度,产生饱腹的感觉,平息食欲。这样,纤维就能平息我们饥饿的感觉,并能避免我们热能摄入过多。植物纤维对冠心病患者有一定的预防作用,摄入一定量的植物纤维,可阻断胆酸的肠肝循环,降低胆汁和血中胆固醇浓度,对防治动脉硬化有良好的作用;在肠内不被吸收,但能促进肠道蠕动,特别是植物纤维中的果胶,在吸水后体积膨胀,增加粪便的体积和重量,有利于粪便排出,防止便秘,从而可防止心绞痛及心肌梗死的发生。含植物纤维多的食物有米糠、麸皮、玉米皮、海藻类、蔬菜、瓜果等。一般平均每日进食 500 克蔬菜(如芹菜、韭菜、卷心菜、大白菜、萝卜等)和 200 克水果即能满足需要。

3. 适合心脏病患者的菜谱及食物制作

豆干炒芹菜肉丝

功效:降血脂,降血压。

原料:芹菜 200 克,猪瘦肉 75 克,豆腐干丝 80

克,食盐、橄榄油各适量。

做法:①芹菜去根和叶,洗净,拍扁,切段。猪瘦肉和豆腐干均洗净,切丝待用。②炒锅下油烧至七成热,投入芹菜和食盐,炒至半熟起锅。③再下油入锅,投入肉丝炒片刻后加入食盐和豆腐丝炒匀,略加水焖,再放进芹菜炒熟即起锅。适用于动脉粥样硬化、冠心病、高血压患者佐餐食用。

黄金原则之七:辩证看待胆固醇

胆固醇,现在是我们耳熟能详的一个词。它有两种形式:一是人体肝脏合成的;一是从动物性食品中摄取的。

血液中能测量到的胆固醇是由人体肝脏合成的(合成的生理过程很复杂),即化验单上表示胆固醇的指标,包括总胆固醇(TC)、低密度脂蛋白胆固醇(LDL-C,俗称"坏"胆固醇)、高密度脂蛋白胆固醇(HDL-C,俗称"好"胆固醇),这 3 个指标均可以预测你未来得冠心病的风险有多大。

与冠心病发病显著相关的因素变化最大的是饮食结构:当人们终于告别吃鸡蛋、吃肉需凭票供应的年代后,没有控制地开始放开吃喝,加上缺乏运动,血胆固醇水平急剧增加,心肌梗死发病率和病死率也随之持续攀升,两者有着明显的因果关系。

低密度和高密度脂蛋白的含量是 1:2。两者都有重要任务:低密度脂蛋白把胆固醇从肝脏运送到全身组织,高密度脂蛋白将各组织的胆固醇送回肝脏代谢。当低密度脂蛋白过量时,它携带的胆固醇便积存在动脉壁上,久了容易引起动脉硬化。因此低密度脂蛋白被称为"坏的胆固醇"。高密度脂蛋白扮演清道夫角色,它将周围组织多余的胆固醇送回肝脏,排出体外,达到抗血管硬化的目的。人体日常所需的营养有碳水化合物、蛋白质和脂肪。脂肪经肠胃消化,化解为胆固醇与三酰甘油(也称中性脂肪)。每克脂肪提供 9 大卡热能,而碳水化合物、蛋白质各提供 4 大卡。当人体摄取的营养超过所需时,多余的热能(可能源自碳水化合物、蛋白质或脂肪),在体内会转变成中性脂肪,囤积起来,需要时才经分解、释放出来使用。人体血液中有 4 种脂类:胆固醇、中性脂肪、游离脂肪酸和磷脂类。胆固醇是一种油复合体,大部分由肝脏制造。人体内胆固醇的总量为 $100 \sim 200$ 克。其中 2/3 在体内自行合成,1/3 来自食物。

胆固醇必须和脂蛋白结合才能被运送到体内各部位。脂蛋白又分低密度脂蛋白和高密度脂蛋白。高密度脂蛋白胆固醇增加,动脉壁被胆固醇囤积的机会就减少,因此它是"好的胆固醇"。低密度脂蛋白胆固醇升高是心肌梗死的"元凶",所以它在血中越低越好。而高密度脂蛋白胆固醇是血管的"清道夫",所以它越高越好。

另一种胆固醇可以从食物标签中看到它的含量,即从动物性食品中摄取的。自己可以从食物成分表及食品标签中得到的。

血液中的胆固醇水平会"随着膳食摄入的饱和脂肪、动物蛋白和膳食胆固醇增加"而升高。简单说,动物性食物与血液中的高固醇水平相关,而植物性食物与血液中的低胆固醇水平相关。

在我们过多关注血清胆固醇增高对人体可能的危害时,不要忽视正常胆固醇水平对人体的益处,例如:①胆固醇是人体细胞的重要成分。②胆固醇是很多重要激素和维生素合成的前体。③胆固醇是大脑、肝脏等重要脏器的组成部分。④缺少胆固醇,则会导致一系列健康问题。

另外,由于胆固醇通常与其他营养素(如蛋白质、部分维生素、部分常量元素和部分微量元素等)共存于膳食中,过分限制胆固醇,有可能同时限制了其他有益营养素的合理摄入,这对健康是不利的。

目前,很多国家的膳食胆固醇的摄入标准为每日不高于 300 毫克。对于低密度脂蛋白胆固醇(LDL-C)增高者,应进一步限制胆固醇摄入量小于每日 200 毫克。同时,饱和脂肪酸的供能比例应小于总热能的 7%。富含胆固醇和饱和脂肪的食物主要有肥肉、动物油、棕榈油、椰子油、蛋黄、动物内脏等。无论对健康人还是冠心病患者,均应少吃或不吃这些食物。但这并不意味着不能摄食动物性食品。

目前,血脂异常患者存在着两种极端倾向:一种患者是缺乏忧患意识,不接受饮食治疗,大量吃肉,追求美食至上,他们往往就是胆固醇最喜欢暗算的对象。

而另一种患者生怕"祸从口入"。把鸡蛋等胆固醇含量高的食物,拒之门外。当人体血浆胆固醇小于100毫克/分升时,则可出现脑中风的机会(低胆固醇患者的动脉壁较脆弱,使脑实质内的小动脉容易发生破裂,引发脑出血),这样长期下去还会导致人的情绪不稳、贫血及免疫力低下等现象。事实上,饮食治疗是指均衡饮食,通过饮食调整来达到降低血脂的目的,切断血脂的来源,但绝对不是禁食含胆固醇的食物。

表1为多种食物胆固醇含量。

表1 食物胆固醇含量 （毫克/100克）

食物名称	胆固醇	食物名称	胆固醇	食物名称	胆固醇
猪肉(瘦)	81	牛乳(鲜)	15	胖头鱼	112
猪肉(肥)	109	牛乳(酸)	12	罗非鱼	78
猪脑	2571	奶酪	106	黄鳝	126
猪舌	158	全脂牛乳粉	110	鲫鱼	130
猪心	151	脱脂牛乳粉	28	鲫鱼子	460
猪肝	288	鸡肉	106	墨鱼	226
猪肺	290	鸡肝	176	对虾	193
猪肾	354	鸡胗	174	基围虾	181
猪肚	165	填鸭	96	虾子	896
猪大肠	137	普通鸭	94	蟹(河蟹)	267
猪肉松	111	鸡蛋	585	蟹(海蟹)	125
蒜肠	51	鸡蛋黄	1510	蟹子	985
火腿肠	57	松花蛋	608	海参	62

续表

食物名称	胆固醇	食物名称	胆固醇	食物名称	胆固醇
脂肠	88	鹌鹑蛋	515	海蜇	8
牛肉(瘦)	58	凤尾鱼罐头	330	猪油(炼)	93
牛肉(肥)	133	大黄鱼	86	牛油(炼)	135
牛脑	2447	带鱼	76	黄油	296
牛舌	92	鲳鱼(平鱼)	77	奶油	168
羊肉(瘦)	60	青鱼	108	冰激凌	51
羊肉(肥)	148	草鱼	86		
兔肉	59	鲤鱼	84		

黄金原则之八：合理使用烹调油

人的一生，若以 70 岁寿命计算，所吃食物为 55～60 吨(包括饮水)，其中，食用油可高达 1 吨，甚至更多。

多种植物油交替食用是重要原则。因为任何一种植物油均有其营养优势，有的富含单不饱和脂肪酸(如橄榄油、茶油等)，有的富含必需脂肪酸(如亚麻子油等)，有的耐高温能力更强(如花生油等)，交替食用既可满足营养需要，又同时避免长期单一食用某种油脂带来营养失衡的潜在隐患。

1. 动物油 动物油中包括猪油、牛油、羊油、鸡油、鸭油等，不宜一概而论，而应辩证看待。首先我们应该承认，动物油中所含的部分营养素是我们人体必需的，它们中有的参与形成人体的组织结构，有的参与代谢过程,有的可以调节人体的生理生化反应。

2. 植物油 "隐藏"在食物中的油,如坚果类食物,包括花生、瓜子、核桃、杏仁、开心果、松子等,均含有较多量的油,如果过多食入也会造成油脂超标。

3. 减少吃油的诀窍

(1)多用煮、炖、氽、蒸、拌、卤等少油的烹调方法,不用油炸、油煎等烹调方法。

(2)做汤或沙锅炖菜时,不需再用油,可直接将肉放到锅中。

(3)用各种调味品代替油脂,既获得美味,又赢得健康。

(4)少吃奶油类食物。

(5)多使用不粘锅、微波炉等,这样可少用一些滑锅油,从而减少用油量。

黄金原则之九:充足的矿物质、维生素及其他

近些年,微量元素与冠心病的关系越来越得到重视。

1. 铬、锰 铬、锰备受关注。这两种元素参与体内许多重要代谢,这两种元素缺乏可形成动脉粥样硬化。

2. 碘 碘被认为有防止脂类在动脉壁沉积的作用。

3. 钠、镉 钠、镉被认为与高血压有关。因而

可间接影响动脉粥样硬化。

4. 锌　锌有对抗镉的作用(一般锌/镉比值越高越好)。全谷类、坚果、茶叶等比值较高。

5. 硒　硒可以降低某些人群心脏病和癌症的发病率,保护心肌的健康。有研究证明,硒可以预防心血管疾病。在我国东北地区,曾流行过一种心脏病。患者出现心肌病变、心脏衰竭等症状,然后迅速死亡。其原因是缺硒。自然界中土壤里含硒丰富,还有小麦、小米及大豆中也富含硒。

6. 钙　钙为天然的镇静剂,使人镇静,心情放松。它能维持有规律的心跳,降低毛细血管的通透性,尤其是心肌不能缺钙。含钙丰富的食物有:奶制品和大豆制品。一杯牛奶含 250～270 毫克的钙。另外,还有芝麻酱、干果、绿叶蔬菜中也有较高含量。

7. 铜　能维持正常的造血功能,促进结缔组织的形成,维护中枢神经系统的正常功能,促进正常黑色素的形成,维护毛发的正常结构,参与体内的抗氧化过程,对胆固醇代谢、葡萄糖代谢、心脏功能和免疫反应都有一定的影响。还有些研究者,已发现铜在医学上的更多功效,如用铜来治疗关节炎、预防心血管病、提高免疫力等。铜的食物来源有:动物肝肾、贝类、鱼、豆类、禽肉、坚果、巧克力等。

8. 磷　有资料证明,饮食中摄取过多的磷,会导致致命的心脏病。原因是磷过多可导致钙的缺乏,使心肌无力。含磷丰富的食物有:牛奶、鸡蛋、硬壳果等。

9. 镁　镁是降低血中胆固醇的主要催化剂,也是血液中钙离子的阻滞剂。它能阻断血液中过多的钙引起心肌痉挛的作用,而心肌痉挛事实上有时候就是心脏病的表现。在缺氧的情况下,心肌中的镁很快丢失,使心肌纤维坏死。镁主要存在于深绿色的蔬菜、全谷类、坚果类食品中,谷物中的小米、燕麦、大麦、小麦含镁亦丰富。

10. **钠与钾** 钠摄取过多是导致高血压的主因之一。血中的钠离子会使血液流动缓慢,血黏度增加,从而影响了心脏血液循环。而高血压者又是心脏病的候选人。钠摄取过多会造成钾的大量流失。当今,人们吃精致的食物,也会导致钾的缺乏,症状有:疲倦、胀气、便秘、失眠、肌肉变得松弛无力、脉搏弱、缓慢、不规律。心脏病经常与血中的钾含量过低或过多有关。钾对热能的产生有重要作用。即使短期内缺钾与镁,也会使心脏停止跳动,引发心脏病致死。蔬菜(土豆、红薯、芦笋等),水果(香蕉、红枣、苹果等),牛肉等富含钾。

11. **维生素** 维生素与脂代谢和动脉粥样硬化有一定的关系。

(1)维生素 C:它有一大作用是软化血管,使血管富有弹性,防止动脉硬化,是血浆和血流中最好的抗氧化剂。它主要来源于蔬菜、水果。

(2)B 族维生素

①叶酸。越来越多的研究证明,B 族和其中的叶酸与心脏病存在着联系。大多数学者都公认:叶酸属于 B 族维生素,对于维持人体健康非常重要。叶酸能控制血液中高半胱氨酸的含量,而高半胱氨

酸是导致心脏疾病的重要危险物质,这就是叶酸维持心脏健康的途径之一。人体每天摄入叶酸的推荐量是1毫克。谷类和谷类制品都有很高的叶酸含量,此外,菠菜、椰菜、橘子和草莓等蔬菜、水果也富含叶酸。

人们在重视叶酸的同时,却往往忽略了B族维生素的流失情况。如生活中饮水过多、饮酒、吸烟、吃精致食物、药物、不当的烹调方式,皆会使B族维生素流失,因此应常食全麦食品、酵母、肝脏、小麦胚芽等,也可选择补养品,确保身体所需。

②维生素 B_{12}、泛酸、烟酸。用作降低血脂和防治冠心病药物的辅助成分。植物中不含维生素 B_{12},肉类中含量较多,人的肠道微生物可以合成。维生素 B_{12} 和维生素 B_6 同样也是降低高半胱氨酸的重要物质。这两种维生素都参与了高半胱氨酸的代谢。

③维生素 B_1。参与戊糖、脂肪和胆固醇的合成;参与能量代谢;维持肌肉、心肌的正常功能。动物内脏及粮谷类、干果、坚果中含量较丰富。

④维生素 B_6。生物体在维生素 B_6 存在的情况下,能将亚油酸转变为多不饱和脂肪酸,防止心脏病的发生。其在瘦肉、蛋黄、葵花子及蔬菜中含量较多。

⑤烟酸。它是另一种B族维生素物质。它可以增加高密度脂蛋白的含量,这种脂蛋白能保护血管。家禽类、鱼、瘦肉、坚果和蛋类都富含这种物质。但是,需要特别注意的是,并不是每个人都需要补充烟酸。对于血液中高密度脂蛋白含量高的人,补充

过多烟酸反而有害于人体健康。因为烟酸具有一定的不良反应，如脸红、皮肤瘙痒、恶心和呕吐等。

(3)维生素 E：具备抗氧化、抗衰老、抗凝血作用。因心脏病死亡的人，可以发现他们的心肌中有大量退化的结痂组织及褐色的斑，血液中有血块，它是因为体内缺乏维生素 E 所引起的。植物油中的大豆油、玉米油、麦胚油中含量丰富。

(4)肌醇：肌醇已被证实可以减少血中的胆固醇。它与胆碱构成卵磷脂。卵磷脂降低胆固醇分解成能够为组织所吸收利用的颗粒。而卵磷脂是血管的"清道夫"，对我们的心脏起决定性作用。它能促进肝脏和其他组织中脂肪的新陈代谢。应用于临床可以达到驱脂代谢和生化功用。

(5)胆碱：实验证明，胆碱的缺乏会阻碍卵磷脂的合成，使胆固醇在全身动脉中淤积，进而助长高血压，增加心脑血管的发病率。胆碱具有抗脂肪肝的作用。故又称"抗脂肪因子"。它在花椰菜、花生油、奶类、肉类含量丰富。

(6)生物类黄酮：有研究证明，生物类黄酮能够预防老年性心脏病。它在总体上防止"好"的胆固醇微粒受到氧化，还可以帮助缓解血液中血小板凝结的趋势，使心脏动脉血管及毛细血管变得更加强健，使疾病不易发作。它存在于植物性食物中。

(7)谷胱甘肽：它是细胞内最有效的抗氧化剂，并存在于每个细胞内。易患冠心病的患者细胞中的谷胱甘肽含量低于健康人水平。当你服用这种营养物质后，就能改善身体的整体抗氧化防御系统。

(8)辅酶Q10：它是一种脂溶性维生素，是一种有效的抗氧化剂。各种食物，如动物器官、牛肉、豆油、沙丁鱼、鲭鱼和花生中都含有微量的该物质。人体本身也能够用一种名为酪氨酸的氨基酸合成Q10。Q10不足，可导致心力衰竭，还会出现牙龈疾病、癌症、糖尿病及其他心脏疾病。导致Q10不足的原因有以下几点：饮食失衡、身体合成机制受损和身体过度消耗Q10。研究结果发现，Q10对心肌炎和充血性心力衰竭病人有疗效。但是很重要的一点是，病人应该长期坚持服用Q10。当病人停止服用Q10后，心脏功能会缓慢下滑到原来的衰弱水平，但坚持服用Q10的病人，心脏功能一直保持良好。

二、冠心病患者的饮食营养误区

俗话说："病从口入"，对这句警语现今有了新的理解。心血管、脑血管和恶性肿瘤这三种占我国居民死亡原因前三位的疾病，均源于不良的饮食习惯和错误的饮食观念。其中，冠心病的发病原因更是与饮食问题密不可分。冠心病是冠状动脉性心脏病的简称，是指由于脂肪、胆固醇等脂质代谢不正常，血液中的脂质沉着在原本光滑的动脉内膜上，在动脉内膜一些类似粥样的脂类物质堆积而成白色斑块，称为动脉粥样硬化病变。冠状动脉硬化使管腔发生堵塞，以及冠状动脉功能性改变，导致心肌缺血、缺氧而引起的心脏病。因此，在饮食的过程中，我们不仅要注意不卫生所导致的显见问题，也要重视饮食不正确所带来的隐性危害。现在，社会上普遍存在着"吃菜不吃饭"、"牛奶、鸡蛋当早饭"、"重口味轻搭配"等饮食误区，导致近年来冠心病的发病率呈显著上升趋势。下面就目前社会上较为普遍的几点饮食问题进行一一剖析，简述这些问题对冠心病的影响，并向人们发出倡议：管住你的嘴，扫除"营养盲"，带来健康美。

误区一：食物有的太精细，有的太粗糙

这里所说的精细和粗糙是指食物中膳食纤维素含量的多少。食物太精细是指膳食中纤维素含量甚

少;食物太粗糙是指膳食中纤维素含量过多。这是两种截然相反的饮食习惯,也是目前普遍存在的两种饮食问题。

在生活水平不断提高,技术手段发展迅速的今天,人们已从如何解决温饱的问题中解放出来,去追求美味、口感等高层次的享受。为此,人们想方设法将食物进行深加工,制作出更加细腻可口的食品。例如,将糙米再加工打磨成精米;粗粉深加工磨成精粉。如此一来,米更白更香,面更白更劲道,更加好吃。得到美味的同时,我们便失去了米、面中那些不好吃,却有一定营养成分的部分,最重要的便是纤维素和维生素。

1862 年,英国发明了谷物精碾机,随后他们中患便秘、心脏病的人也多了起来(这是由于谷物精碾机将谷物进行深加工时使它们失去了大量纤维素)。于是英国政府出台了应对措施,增加膳食纤维及 B 族维生素等营养,并规定在面粉中保留小麦胚芽。结果,心脏病的发病率有了显著降低。众所周知,纤维素是一种不易被人体消化的食物营养素。它在肠道消化中可以大量吸附脂肪和胆固醇,减少小肠绒毛与脂肪和胆固醇的接触几率,减缓吸收速度,延长吸收时间,甚至带走一些多余的脂肪和胆固醇,从而减少人体对脂肪和胆固醇的吸收。同时减少黏多糖刺激的胆汁酸吸收,从而影响脂代谢的激素水平,防治冠心病的发生。另外,纤维素还有增加饱腹感,避免摄入过多热能而导致的肥胖;刺激肠道蠕动,加速排泄功能,避免便秘和有害物质的吸收。英国在调整措施中为什么要求保留小麦胚芽呢？因为小麦胚芽是小麦种子里的胚胎。在胚芽中膳食纤维含量达14.3％，维生素 E 含量达 20 毫克％，是所有天然食物中独一无二的,B 族维生素的含量也相对很高,是非常有营养价值的部分。B 族维生素等微量元素在治疗某些高胆固醇血症方面起很重要的作用,并能将亚油酸转变为不饱和脂肪酸,对心脑血管健康、预防冠心病都很有意义。我们说,追求美味和好吃的食品是没有错的,但错在只吃那些被加工得过于精细的食品。这些食品中不仅纤维素含量极少,对一些微量营养素也含量甚微,长期食用便造成了营养素缺乏,导致疾病的发生。

　　与之相对的饮食错误便是过于追求含纤维素丰富的食品。当今,随着慢性疾病的发病机制逐渐被大家认识、健康饮食的概念被深入了解,很多人都认识到了增加食物中膳食纤维素的摄入,可吸附血液胆固醇,阻止它被人体吸收,并能促进胆酸从粪便中排出,减少胆固醇在体内的生成。因此,有些人每天大量的食用含纤维素丰富的粗粮、蔬菜、水果等食品,觉得这样就健康,就是对身体有益了。殊不知,食入大量膳食纤维素,不仅会降低脂肪和胆固醇的吸收,还会严重影响其他营养物质的吸收、利用率。专家发现,一些患有冠心病的老年人,不考虑自己的胃肠消化功能,过度进食粗纤维食物。每天不是玉米、红薯,就是韭菜、黄豆芽,结果导致胃排空延迟,造成腹胀、消化不良等。常常出现上腹不适、嗳气、肚胀、食欲降低等症状。还在延缓糖分和脂类吸收的同时,在一定程度上阻碍了部分常量和微量元素的吸收,特别是钙、铁、锌等元素,以致对身体健康造成了严重的影响。

专家建议:良好的胃肠消化功能是饮食的前提。应在胃肠消化功能正常的前提下,合理搭配粗细粮,摄入适量的膳食纤维素,纤维素的摄入量每日控制在 30 克左右。对于老年冠心病患者的饮食要以"易消化"为原则,非肥胖、高脂血症、糖尿病患者,不要过分强调粗纤维饮食,应以保证健康为饮食的大前提,适当增加可溶性膳食纤维和减少不溶性膳食纤维,避免对胃肠道的损害。

误区二:早餐太少,晚餐太饱

一日三餐的常规饮食是我国居民营养的主要来源。现在突出的问题是,早餐吃得太少,热能等营养素不足;晚餐又吃得太饱,其营养素过剩。学生和上班族早晨时间宝贵,匆忙地喝杯牛奶,吃些点心,有时甚至什么也不吃就匆匆上路了。人体经过一夜的代谢,已处于饥饿状态,再加之上午学习,工作时间长,强度较大,早餐进食所提供的糖类、脂肪、蛋白质等营养素不能够满足机体的需要,导致头昏脑涨,产生疲劳感,使工作和学习效率降低。

中国传统的饮食习惯认为晚餐是正餐。晚上回到家里,时间比较充裕,应该准备一顿丰盛的晚餐。一家人聚在一起,从菜色到气氛都大大提高了食欲,往往导致食入过量。晚餐后,活动不多,消耗又少,热能便积聚起来,血液中的糖类和脂肪就会增加,易导致脂肪肝、肥胖症、动脉硬化等。

对于冠心病患者,进餐则不宜过饱,尤其是那些饭后容易发生心绞痛的人,更应引起警惕。因为过多的食物,特别是高蛋白、高脂肪食品,难以消化,会使腹部膨胀不适,膈肌位置升高,从而限制了心脏的正常收缩和舒张,加重心脏负担。又由于消化食物的需要,饭后全身血液较多地集中在胃肠道,使冠状动脉供血更显得不足,容易诱发心绞痛,甚至发生急性心肌梗死而危及生命。特别是晚餐过饱,入睡后血液的流速较缓慢,如果晚餐进食脂肪较多,吃得过饱,血液中的血脂就会大大升高,极容易沉积在血管壁上,影响血管弹性,增加血管硬化病变的程度。

专家建议:

(1)早餐宜选择的食物

①富含优质蛋白质的食物:鸡蛋、牛奶、豆浆等。

②富含维生素的食物:炝拌青菜。

③富含碳水化合物的主食:花卷、面包等。

(2)午餐宜选择的食物

①充足的主食:米饭、粗粮等。

②富含优质动物蛋白质的食物:肉类等。

③富含维生素和膳食纤维的食物:绿叶蔬菜、深色水果。

(3)晚餐宜选择的食物

①适量的主食:粥与面食。

②富含优质植物蛋白质的食物:豆类及其制品。

③含维生素和膳食纤维的食物:青菜。

晚餐过后,"睡前餐"的加入,一杯奶、一片面包,简简单单的一点点食物,却能给我们的身体一个很好的过渡和缓冲。

误区三:口味太重

食盐本来是人体必需的营养素,不可缺少,但也不可过多,如果超过了最大生理需求量就会有害健康。近年来,由于嗜食盐而引起的高血压、心脑血管病、骨质疏松症等疾病一直居高不下,就是最好的证明。随着人民经济条件的好转,很多人为了图方便,经常到饭店、餐馆等公共场所就餐吃饭,而这些餐馆的老板为了追求利润、讨好顾客,总是想方设法把菜肴烧得有滋有味。于是咸便成为美味的好帮手,使人们陶醉在美食之中。

人们的口味是有习惯性的,如果长期食用味重的饮食,便会习惯这种味道。例如,父母都是重口味的人,他们的孩子从小就和他们一起吃饭,慢慢地习惯了这种口味,也变成了重口味的人。菜品稍微清淡一点,他们就会觉得没味、不好吃、没食欲。久而久之,饮食就会过咸而不自觉。流行病学调查表明,食盐对人体健康的危害主要表现在与高血压病有关。而高血压又是冠心病的重要发病因素,研究表明,冠心病的发病率随血压的升高而逐渐增加。而且,冠心病的死亡率也随血压的升高而明显增高。由此可见,如何避免高血压的发生便成为控制冠心病的关键因素。对非洲等地原始部落调查结果显示,这些人共同的生活特点是几乎不吃食盐或吃很少的食盐。在那里没有发现一例高血压病人,而移居于文明地区的爱斯基摩人,高血压病则经常被发现。于是得出结论:高血压病是由于吃食盐过多造成的。

为什么吃得咸就会引起高血压呢?首先摄入过多的食盐会导致钠离子和水在体内滞留。使细胞间液和血液容量增加,从而使血压升高;其次,动脉壁处存在着较多的钠离子和水浸润,可使壁增厚、管腔变窄,从而导致血液循环的外周阻力增大,血压因而升高;第三,食盐吃得过多,就会产生口渴感,不免要喝些水,引致血液容量增加,从而加重了心脏的负担,迫使心脏加大压力以驱动血液,血管壁要经常承受着较大压力,日久便失去弹性,使血液流动的阻力增大,造成血压升高。

据《中国心血管病报告 2008~2009》,2002 年我国居民食盐平均摄入量已达 15.9 克/天。而世界卫生组织建议食盐摄入量每日不要超过 5 克。食盐消费量呈南少北多的特点,高血压发病率也呈南低北高的趋势:北京的高血压发病率是广州的 4.4 倍。

我们虽然对食盐的味觉感受是由习惯养成的,但是口味的习惯是可以改变的。我们应该重视食盐对人们的伤害,减少食盐的摄入量。其实,不少饭菜都能弥补咸味儿的不足,试着做一盘醋熘土豆丝或是糖醋藕片,酸甜可口又开胃健脾。

既然食盐不能不吃,但吃多了又影响健康,我们每天应该吃多少食盐呢?我的建议是,正常人一天摄取 6 克左右,三口之家大约 25 天用一袋食盐(500克),而高血压患者每天的食盐摄取量不超过 5 克。

另外,一些调味品中也含有食盐,所以炒菜的时候尽量少放酱油、味精等,既可以避免"病从口入",也能更好地享受"健康美味"。

误区四:瘦肉好,要多吃

随着改革开放,物资的充足,人们饭桌上的菜肴种类也更加丰富多彩。食物品种选择的增多,带来了"我们应该吃什么?"的问题。很多人觉得过去日子穷,吃不上肉;现在日子好了,想吃什么就吃什么。肉又好吃又有营养,应该多吃。

这种观点肯定是错误的。动物性食物有其营养上的优势,这是毋庸置疑的。动物性食物含有优质蛋白质,是人体结构物质的重要来源;但它含有一些饱和脂肪酸,是大家共知的动脉硬化和高血压病的诱发因素。

肉类在餐桌上的"主角"地位,已成为导致肥胖、高血脂、高血压、高血糖、冠心病和大肠癌、乳腺癌发病增多的主要原因。

还应看到,动物性食物属于生理酸性食物,经常过多食用动物性食物,人体血液就难以保持微碱性(pH 值 7.35～7.45)这时免疫细胞就不能吞噬癌细胞,癌细胞得以在微酸环境(pH 值 6.85～6.95)下存活。另外,血液的 pH 值每下降 0.1,胰岛素的活性就下降 30%,从而增加罹患 2 型糖尿病的危险。经常过多食用陆生动物性食物,还容易引发高血压、动脉硬化、脂肪肝、痛风等多种慢性疾病。通常认为,在人体摄入的总热能中,来自动物性食物应占 25%。

表2是植物性食物与动物性食物营养素构成的比较。

表2 植物性食物和动物性食物营养素构成的比较

（每 500 卡热能）

营养素	植物性食物※	动物性食物※※
碳水化合物（克）	20	2
胆固醇（毫克）	—	137
脂肪（克）	4	36
蛋白质（克）	33	34
β-胡萝卜素（毫克）	30	17
膳食纤维（克）	31	—
维生素 C（毫克）	293	4
叶酸（微克）	1168	4
维生素 E（毫克）	11	0.5
铁（毫克）	20	2
镁（毫克）	548	51
钙（毫克）	545	252

※等量的土豆、菠菜、豌豆和西红柿；※※等量的牛肉、猪肉、鸡肉和全脂牛奶

多少年来，人们一直认为肉、蛋、奶特别是海鲜，是蛋白质的核心，也是优质蛋白，少量的豆类及制品也在优质蛋白质中。

实际生活中，我们把肉中的肥肉剔除掉，对牛奶做脱脂处理，很多人在吃饭时，都会将蛋白质作为营养的来源，多吃一点，认为吃蛋白质才是健康

的象征。

而众多流行病学研究表明,摄入动物来源的蛋白质(纯瘦肉等)所导致的血浆胆固醇水平升高比饱和脂肪酸及胆固醇含量高的膳食会更为明显。

但动物蛋白的摄入水平与血液胆固醇水平的关联性更为明显,而植物来源的食物几乎不含胆固醇。

植物性食物中含有更多的抗氧化剂、纤维素和矿物质。而实际上动物性食物之中几乎没有这几种营养素。动物性食物当中含有大量的胆固醇和脂肪,且蛋白质的含量与植物性食物几乎相当。坚果类和种子类食物中脂肪和蛋白质的类型与动物性食物的脂肪和蛋白质类型是不一样的。前者含抗氧化剂,有利于健康。后者不含膳食纤维及抗氧化剂。

有四种营养素是动物性来源食物所独有而大多数植物性来源的食物中所没有的,它们是胆固醇、维生素 A、维生素 D 和维生素 B_{12}。

首先是胆固醇,胆固醇是动物性食物的一种成分,在植物性食物中不存在,但我们的身体可以合成自身所需的部分胆固醇,因此从食物中需要获取的并不多,一般只占需要量的 1/5 左右。而维生素 A,植物中所含的 β-胡萝卜素可转化成维生素 A。到太阳底下去散步,接受日光浴,皮肤可以合成我们身体需要的维生素 D。其实,维生素 A 和维生素 D 摄入量过多的话,对身体也是有害的。不吃动物性食物的话,人们就不会获得足够量的维生素 B_{12},这种说法是有一定道理的。我们自身所储备的维生素 B_{12} 可供使用 3 年,所以如果你完全不吃肉的时间超过了 3 年,或者你正怀孕或在哺乳期内的话,你应该考虑服用少量的维生素 B_{12} 的补充剂。

综上所述,可以看出,在肉类食物中我们所摄入的营养物质从其他途径也可以获得一部分。因此,我们不应完全依赖于动物食物,而是应该从多种渠道同时摄入营养,从而减少从肉类中获得脂肪的机会。这样既能获得所需的营养物质,又能保证身体健康,还丰富了食物的品种,不是一举多得吗!

在一些人眼中,似乎高蛋白、高脂肪的饮食才算是有营养的,因此动物蛋白质成为人们饮食中亮丽的一道风景线。众多流行病学研究表明:以大豆为代表的植物性蛋白有防治心脏病的作用。因此,获取的蛋白质不应全部从肉类食物中得到。特别是对冠心病病人,每日摄入植物蛋白质应占总蛋白质的50%。

过量食用肉类还会造成总热能摄入过多,导致肥胖的发生。肥胖又是诱发冠心病的因素之一,所以要控制热能,必须饮食清淡。正常情况下,人们应保持摄入的食物总热能能够维持正常的体重,其中,脂肪占摄入总热能的 25%。合理的控制肉类食品的摄入量是十分重要的。例如,身高 165 厘米,体重正常的成年人,轻体力劳动者,全天总热能 1 800 千卡,每日可食用肉类和蛋类食品总量为 150 克(3两)。对于冠心病患者,胆固醇全天摄入量不应超过300 毫克。还应注意,我们强调的是适当食用肉类,不是不吃肉类食品。肉类食物含有丰富的优质蛋白质、血红素铁等相对于植物食品更易吸收的人体必需营养素。长期禁食肉类食品,可能会导致因部分营养素摄入不足而带来的其他疾病。所以,冠心病病人不能过量食用肉类食品,少吃含胆固醇高的肉类食品,但也没有必要将肉类食品完全拒绝。

误区五:减肥主食要少吃

"人是铁,饭是钢"的道理无人不知。可如今,越来越多的人却对主食"敬而远之"。饭越吃越少,是源于人们在膳食结构上的认识误区:饭多吃会发胖。很多冠心病病人都伴有肥胖,研究发现,减肥可降低冠心病的发病率。因此,很多冠心病病人为了减肥,主食摄入量便大量减少。疾病预防控制中心的调查显示:与 20 世纪 80 年代相比,上海市民的粮食摄入量减少了 25.8%,大多数男性一天摄入的粮食仅五六两,女性只有四两,甚至二三两。而健康营养学的要求则为男八两,女六两。

与饭量减少相伴的,是大油、大肉的增加。家庭的餐桌上肉类几乎天天见,这一被中国人司空见惯的饮食习惯,却被营养专家视为中国膳食结构的最大弊端。更有甚者,一些人为了减肥,常年不吃主食,只以肉类和蔬菜作为食物来源,为了增加饱腹感,无意识的大大增加了肉类和蔬菜的摄入量。这种做法不但不能减轻冠心病的症状,还会造成一系列有害于身体健康的情况发生。碳水化合物是主食中的重要成分,是一种不能缺少的营养素。不吃主食,碳水化合物摄入量不足,身体所需要的碳水化合物也就不够。而碳水化合物具有解毒功能,一旦缺乏,血液中有毒废物不能及时排除,就会造成肤色黯淡、脸色难看。碳水化合物在体内释放热能很快,是红细胞惟一可利用的热能,也是心脏和肌肉活动的能源。而且,碳水化合物在体内分解为葡萄糖,葡萄糖是大脑细胞的惟一热能来源,碳水化合物摄入不足,葡萄糖供给大脑的热能不够,可造成记忆力减退,认知能力下降。与此同时,脂肪和蛋白质的摄入量增加,这种不合理的饮食结构还给肝脏和肾脏造成了严重的负担。所以,正常成年人膳食的碳水化合物应占总热能的 55%～60%。

前些年在美国流行"阿特金"低碳水化合物的减肥膳食,它最初的不良反应是腹泻、疲劳等,而后来则增加了心血管疾病的发生危险。

人们片面认为:碳水化合物是血糖的惟一来源,却不知道蛋白质、脂肪等非糖物质通过糖异生途径也能转变成血糖,从而忽略了总热能及脂肪摄入增加的长期危害,不知道肥胖的真正原因是热能过剩。

1 克碳水化合物或蛋白质在体内产生 4 千卡的热能,而脂肪则产生 9 千卡热能。也就是说,等量的脂肪约是碳水化物提供能量的 2.2 倍。另外,富含脂肪的食物口感好,可增加食欲,让人摄入更多能量。

调查发现:与 20 世纪 80 年代相比,上海人动物性食品和油脂的摄入量分别增加了 1.5 倍和 0.6 倍,其中畜肉增加 1.08 倍,乳及乳制品增加 5.06 倍。

由此可见,减少主食量不是减肥的好途径,我们应正确认识主食对人体的作用,正确、适量食用。减肥应以控制总热能为原则,合理安排脂肪、碳水化合物和蛋白质的比例,在不影响身体健康的前提下,健康减肥。例如,一名身高 175 厘米的从事轻体力劳动的成年肥胖男性,全天总热能应控制在 1 800 千卡,全天食物总量举例:主食 300 克,蔬菜 500 克,牛奶 1 袋,肉蛋 150 克,豆腐 100 克,植物油 25 克,食盐 5 克。还应注意,如果肥胖病人一直处于高摄入量的状态,即是每天吃得比较多,不应马上将食入量降低至标准水平,应循序渐进,慢慢减少,直至达到标准水平,以给身体和心理上一个适应的过程,不至于因过于饥饿、痛苦而放弃,导致前功尽弃。

误区六:蔬菜消费量不足,水果替代量增加

按照营养学的要求,动物性食物消费量上升,蔬菜的消费也应随之增加。现在的趋势是,不仅没有增多,反而减少,距离《中国居民膳食指南》规定的成人蔬菜的日消费量 400～500 克的要求相差甚远。应当看到,蔬菜在平衡膳食中的重要地位,越来越成为国内外营养学家的共识。因为蔬菜具有下列营养学优势:第一,蔬菜是一庞大的食物谱,不同种类的蔬菜之间,在营养上具有很强的互补性。第二,蔬菜属于生理碱性食物,而动物性食物则属于生理酸性食物。在荤食比重不断上升的今天,要实现体液的酸碱平衡并保持微碱性(pH 7.35～7.45),蔬菜起着不可替代的调节剂作用。第三,近年的深入研究发现,许多蔬菜如番茄、茄子、萝卜等富含类黄酮,具

有很强的抗氧化作用,对人体能起到抗病健体的作用。第四,蔬菜还是膳食纤维的重要来源,在降低血胆固醇方面占重要地位。所以,蔬菜作为日常饮食的食物之一,在膳食种类中占据不可动摇的地位。

我国近年来由于食物精细化趋势发展较快,更要依靠蔬菜作为膳食纤维的重要来源。蔬菜消费量上不去,一旦养成了摄入蔬菜少的饮食习惯,其对人民身体健康的潜在危害是漫长而深远的。因此,我们必须养成多吃新鲜蔬菜的好习惯。每日蔬菜量要达到 500 克以上,其中,绿叶蔬菜要达到 300 克。

当今社会上还存在着一种现象,许多人因为做蔬菜麻烦,就用方便的水果代替。尽管水果、蔬菜在营养成分和健康效应上有许多相似之处,但毕竟是两类不同食物。

蔬菜品种比水果多,特别是深色蔬菜的维生素、矿物质、膳食纤维和植物性物质的含量高于水果。另外,冠心病患者有一部分人血糖比较高,蔬菜含糖量比水果低,所以水果不能代替蔬菜。相反蔬菜也不可带替水果。

误区七:烹调油温过高常被忽视

油脂可以改善食物风味,提高食物口感,有助于营养物质的消化吸收。因此,加油烹饪是日常食物烹调不可缺少的重要步骤。当今的问题在于:烹调时油温太高,会形成有害物质,危害健康。延袭已久的普遍做法是,在炒菜时,先放油,再熬油,烧至冒烟时,再放菜。每到做饭时,各家厨房爆炸声此伏彼起,油烟弥漫。植物油冒烟的温度是:豆油 208℃,花生油 201℃,菜子油 225℃,玉米油 216℃。在这样高的温度下,植物油会由于氢化作用而发生结构变化,即由顺式脂肪酸变成反式脂肪酸。过多的反式脂肪酸会使高密度脂蛋白降低,低密度脂蛋白升高,同时增加血液中的三酰甘油含量,这是导致动脉粥样硬化的重要原因。此外,脂肪酸因高温而发生聚合,形成环状单聚体、二聚体等,对人体有毒性;油中的甘油则被热解为丙烯醛,它是油烟的主要成分,对鼻、眼黏膜有刺激作用。因此,为了人体的健康,既要控制动物脂肪(饱和脂肪酸)的摄入量,也要控制植物油的用量,还要注意合理烹饪,控制油温,以免危害健康。

误区八:长期食素告别动物油

笔者在看门诊时,遇到一个家属前来咨询,她告诉笔者:前不久,她丈夫去医院做检查,诊断为冠心病、高血脂。医生建议,以后要坚持用低脂饮食。丈夫回到家后决定开始食素。一个月下来,她丈夫感到很乏力、疲惫,整天闷闷不乐。他的家人很无奈,于是到营养门诊前来咨询。笔者对她讲:引起冠心病的危险因素很多,常见的有胆固醇高、三酰甘油高、高血脂、高血压、高血糖、肥胖、饮酒、家族遗传史等。医学研究表明,长期高脂饮食可增加冠心病的患病风险。因为高脂食物中含有较多的饱和脂肪酸,对人体危害极大。而低脂食物中富含不饱和脂肪酸,不饱和脂肪酸是人体必需的脂肪酸,它可使胆固醇酯化,降低血中胆固醇和三酰甘油,降低血液黏稠度,改善血液微循环,对人体是大有益处的。但是,如果长期吃素食可导致营养不良或某些元素的缺乏,而且并不是所有的素食对人体都是有益的,有的素食同样富含饱和脂肪酸,如棕榈油、人造黄油(即反式脂肪酸)等,也会对身体产生不良影响。所以每日 100 克肉对冠心病患者是健康的选择。

众所周知,过量摄入动物性食品容易引发冠心病、肥胖症等,因而青睐植物油,其实这很片面。

大多数动物油含有饱和性脂肪酸,易导致动脉硬化,但它又含有对心血管有益的多烯酸、脂蛋白等,可起到改善颅内动脉营养与结构、抗高血压和预防脑中风的作用。动物油作为脂质还具有使人体产生饱腹感,保护皮肤与维持体温,以及保护和固定脏器等功能。

人们一直认为人造脂肪来自植物油,不会像动物脂肪那样导致肥胖,多吃无害。但是,近年来的研究却让人们逐渐看清了它的真面目:"安全脂肪"居然会导致心脏病和糖尿病等疾病。反式脂肪酸以两种形式影响我们:一种是扰乱我们所吃的食品,一种是改变我们身体正常代谢途径。含不饱和脂肪酸的红花油、玉米油可以减低胆固醇水平,但是当氢化为反式脂肪酸时,作用恰恰相反。研究结果显示,对于心血管疾病的发生发展,人造脂肪负有极大的责任,它导致心血管疾病的几率是饱和脂肪酸的 3～5 倍。

正确的吃法是植物油、动物油搭配或交替食用。动、植物油混吃还有利于防止心血管疾病。植物油含不饱和脂肪酸,对防止动脉硬化有利。所以,用动物油 1 份、植物油 2 份制成混合油食用,可以取长补短。

误区九:拒绝鸡蛋黄

鸡蛋黄这种食品,一直以来,就因其所含的胆固醇是诱发高脂血症、冠心病的罪魁祸首,而遭到越来越多追求健康人士的歧视。于是,致使好多人"望蛋生畏",即使吃鸡蛋,也只吃蛋清,而不吃蛋黄。尤其添加了苏丹红的鸭蛋黄,更是令人们对于"蛋黄"这种食品产生了空前的疑虑。其实,只要你搞清楚这里面的悬念,大可不必有这种"惧蛋"心理。

先来让我们看一下,正常的鸡蛋黄里,究竟含有哪些成分? 100 克鸡蛋黄的主要成分是 15.2% 的蛋白质,28.2% 的脂肪,还有大约 51.5% 的水和 2% 的矿物质,以及其他多种维生素(如维生素 A、维生素 D、维生素 E、维生素 K、B 族维生素)等营养成分。

提起鸡蛋里的蛋白质,人们往往会把它与鸡蛋清画等号。其实恰恰相反,100 克鸡蛋清中蛋白质含量仅有 11.6% 左右,绝大多数都是水分 84.4%。而集中在蛋黄中的蛋白质又是动物蛋白质中质量最好的,容易消化吸收,利用率可以高达 95% 以上,这么好的东西弃之实在是可惜啊!

再看看脂肪,这也是扎扎实实地集中在蛋黄里的有益成分(蛋清脂肪含量仅有 0.1%)。蛋黄里的脂肪是一种乳糜样的微小颗粒,非常容易被人体消化吸收。而且脂肪还含有人体细胞的重要成分——

磷脂,对于人体生长发育和神经活动来说,这种物质实在是太重要了。

提到磷脂,就不得不提到蛋黄里的另外一种营养素——卵磷脂,这可是被营养学家誉为与蛋白质、维生素并列的"第三营养素"。事实上,卵磷脂含量更为丰富的恰恰是鸡蛋里的蛋黄。可不要小瞧这种不起眼的小东西,它可是一种很强的乳化剂,能使胆固醇和脂肪颗粒变小,并保持悬浮状态,这样就可以有效减少血液中胆固醇的含量,让你不再视高胆固醇饮食为洪水猛兽。而且,鸡蛋中的卵磷脂被人体消化吸收后,还能释放乙酰胆碱,这种物质在脑中含量越多,对增进记忆越有帮助。您不是说,最近常被记忆衰退而困扰吗,何不试试这种方法,不仅安全方便呢。

最后说说胆固醇,胆固醇分为内源性(主要是肝脏利用乙酰及前体合成的,占 70%)和外源性(主要从食物获得,占 30%)。因为血脂肪不溶于水,与特定的蛋白质结合成一种"脂蛋白",才能周流全身,供身体利用。"坏胆固醇"是指低密度脂蛋白胆固醇,即 LDL-C,占总胆固醇的 60%。过高的胆固醇是引起冠状动脉粥样硬化性心脏病的主要原因。"好胆固醇"是指高密度脂蛋白胆固醇,即 HDL-C,占总胆固醇的 30%,它可以将多余的胆固醇转运出动脉,送回肝脏。三酰甘油升高,可以使"坏"胆固醇 LDL-C 升高。所以它是"坏"胆固醇的帮凶。"高密度脂蛋白"的主要成分是磷脂,也是血管内的清道夫。胆固醇虽然是形成动脉脂肪斑块的主要成分,但它还有许多重要的生理功能，是大脑、神经组织等重要脏器成长发育所必不可少的物质，更是破坏肿瘤细胞和其他有毒有害物质的"功臣"。因此不应过度限制。血液中胆固醇的浓度受多种因素的调节，高热能、高脂肪和高饱和脂肪酸饮食可以促使胆固醇的合成，使血浓度升高；而低热能饮食和饥饿则会减少胆固醇的合成。一般血中胆固醇值过低（小于100毫克/分升），则可能会增加出血性中风的机会。原因是低胆固醇者的动脉血管壁较脆弱，使得脑实质内的小动脉较易发生破裂，引发脑出血。所以说胆固醇是人体必不可少的"建筑材料"，用以支撑着我们体内的每个细胞的形状和结构。合理地摄入胆固醇，才能保证人们的需要，给人类带来健康。

我们每天究竟摄入多少胆固醇才会健康呢？蛋黄中的脂肪含有较多的磷脂质，包括卵磷脂、甘油化物、固醇类及胆固醇等，其中最丰富的要数胆固醇。一般来说，一个蛋黄大概含有219毫克的胆固醇。身体健康的人，每日胆固醇的摄取量不能超过300毫克，大约相当于一个鸡蛋的量。而上了年纪的老年人，每天应补充1个鸡蛋，100克肉食，大约相当于300毫克的胆固醇。但是，切记一定要避免胆固醇的过量摄取。

总体而言，我认为：民以食为天，食以衡为本。这里我所说的"衡"是指每日人体摄入的膳食种类均衡，符合人体各种营养素的需要；热能适中，既满足人体需要，又不过多发生聚积。因此，我们要消除饮食误区，合理安排配餐。与此同时，生活要规律化，避免精神紧张,适当进行有氧耐力运动。只有通过饮食、生活习惯等多方面的配合,才能使冠心病患者真正摆脱病魔的纠缠,恢复健康、快乐的生活。

三、冠心病食物选择九则

根据《中国卫生统计年鉴 2008》提供的数据，2007 年我国城市居民冠心病死亡粗率为 64.67/10 万，占心脏病总死亡数的 64.28%。农村居民冠心病的死亡粗率为 45.29/10 万，占心脏病总死亡的 52.66%。近 30 年来我国居民膳食整体水平有了明显的改善。但某些食物摄入过多或过少，以及原来不合理的膳食特点仍然存在，即谷类食物摄入明显降低，脂肪供能比已经超过了居民膳食指南的标准，而居民的果蔬摄入量却不足。食物中钠的摄入量超标，约折合成食盐 15.9 克/天（正常人每天应少于 6 克）。这些膳食特点是目前我国心血管病的危险因素明显上升的重要原因之一。如何预防心血管疾病是现代人们应该知道的生活常识。以下是遵循中国营养学会发布的《中国居民膳食指南》给大家提供的可以预防心血管疾病的食物。

（一）水是生命之源

水是人体重要的组成成分，健康成年人体内含水量占体重的 60%～70%。

体内的水有三个来源：饮水约占 50%；食物中含的水为 40% 左右；体内代谢产生的水占 10% 左右。每日平均从食物中获得 1 000 毫升的水，蛋白质、碳水化合物和脂肪代谢可供给 300 毫升代谢水。

　　一次性大量饮水会加重胃肠负担,使胃液稀释,
既降低了胃酸的杀菌作用,又会妨碍对食物的消化。
多数营养物质需要溶解在水中才能被吸收利用。因
此适时、适量饮水可防治心脑血管疾病。

　　1. 合理选用饮水　大量证据证明:水质硬度与
冠心病的死亡率呈负相关。软水地区的居民较硬水
地区居民,血胆固醇含量、心率、血压均显著增加。
专家认为:上述症状与软水的酸性较高有关,因为酸
可腐蚀水管,从而释放出有毒元素镉。国外报道,硬
水含有镁、钙、铬、锰等有益元素,他们对预防动脉粥
样硬化和冠心病有益。

　　2. 合理选择饮料　目前市场上的饮料产品种
类繁多,已成为人们膳食的组成部分。冠心病患者
每天饮用200毫升鲜榨橙汁,有利于降低血胆固醇。
橙汁中含有较多的植物甾醇,它是一种和胆固醇架
构类似的化学物质,可以与胆固醇在肠道里竞争吸
收通道,进而减少人体对胆固醇的吸收。最近有研
究指出,每天摄取植物甾醇2～3克,可降低6%～
15%的"坏胆固醇",而不影响"好胆固醇"。值得注
意的是,大部分橙汁里含糖量较高,糖尿病和肥胖者
宜改用其他食物。

(二)适量的烹调用油

　　根据卫生部2005年的统计资料显示,我国每个
居民每天平均摄入40克烹调油,而在北京、上海等
城市,人均每天摄入食用油都超过了80克。
　　食用油除供应热能外,还能提供必需脂肪酸并

且协助脂溶性维生素吸收。健康人每日食用油量以不超过 30 克（3 汤勺）为宜。高脂血症患者，每日不超过 25 克。

1. 常见油脂的营养价值

（1）红花子油是已知的食用油中含必需脂肪酸量最高的，达 80％以上。有"血管清道夫"的美誉，可起到预防动脉粥样硬化、高胆固醇血症的作用。此外，红花子油中还含有丰富的植物固醇，特别是 β谷固醇，可能具有预防心脏病的功效。同时，红花子油中还含有丰富的维生素 E，其含量为 1 000 毫克/100 克，是所有植物油中最高的，因此被誉为维生素 E 之冠。

（2）橄榄油中还含有一些重要的抗氧化物质，如角鲨烯、黄酮类物质和多酚化合物等。研究表明，多酚还可与角鲨烯等物质聚合，具有降低血液黏稠度、预防血栓形成、降低血压的功效。

（3）花生油含不饱和脂肪酸 80％以上（其中含油酸 41.2％，亚油酸 37.6％）。花生油含锌量很高。另外，花生油中还含有甾醇、麦胚酚、磷脂、维生素 E、胆碱等对人体有益的物质。花生油的热稳定性较好，是适于高温烹调的食用油。核桃油中的磷脂含量丰富。

（4）菜子油中缺少亚麻酸等人体必需脂肪酸，且其中脂肪酸构成不平衡，所以营养价值比一般植物油低。另外，提纯不佳的菜子油中可能还含有一定量芥酸和芥子苷等物质，对人体健康有潜在风险。

2. 油脂的正确吃法 大多数动物油含有饱和

性脂肪酸,易导致动脉硬化,但它又含有对心血管有益的多烯酸、脂蛋白等,可起到改善颅内动脉营养与结构、抗高血压和预防脑中风的作用。

近年来的研究表明:反式脂肪酸,如含不饱和脂肪酸的红花油、玉米油被氢化为反式脂肪酸时,可以导致心脏疾病的发生。

"隐藏"在食物中的看不见的油,如坚果类食物,包括花生、瓜子、核桃、杏仁、开心果、松子等,均含有较多量的油,如果过多食入也会造成油脂超标。

正确的吃法是植物油、动物油搭配或交替食用。动、植物油混吃有利于防止心血管疾病。所以用动物油 1 份、植物油 2 份制成混合油食用,可以取长补短。

油炸食品不宜多吃:如 100 克面粉制成的馒头是 160 克,提供 360 千卡热能,炸成油条后重量为 162 克,提供的热能高达 626 千卡;100 克鸡翅提供热能 240 千卡,100 克炸鸡翅提供的热能为 337 千卡;100 克蒸土豆提供热能 70 千卡,同样重量的土豆炸成土豆条后重量为 50 克,提供的热能 150 千卡,炸成土豆片重量为 25 克,提供热能为 138 千卡。

综上所述,冠心病患者忌油炸食品。烹调时,应采用植物油的同时,防止油温过高,从而控制反式脂肪酸的摄入。

(三)合理选择低脂肪低胆固醇食物

2002 年全国人均城市居民脂肪摄入量明显增加,其摄入量为 86 克,脂肪占总热能的 35%。

　　而大部分冠心病患者血脂都很高。所以限制食物脂肪和胆固醇的摄入是关键的一步。在控制总热能的前提下,通常每天的脂肪摄入量应占总热能的25%以下。适当增加不饱和脂肪酸的供给,减少饱和脂肪酸的摄入,可使血清胆固醇水平有一定程度的下降,并可以预防血液凝固。

　　1. 饱和脂肪酸　是对血浆总胆固醇和低密度脂蛋白胆固醇影响最大的膳食成分。通过限制富含饱和脂肪酸的食物(如奶油、红肉),以减少膳食中饱和脂肪酸的摄入,使其占总热能的比例<10%,凡是低密度脂蛋白胆固醇高的人群,应限制其占总热能的<7%以下。

　　2. 不饱和脂肪酸　分为单不饱和脂肪酸(如茶油)和多不饱和脂肪酸(ω-6 和 ω-3 多不饱和脂肪酸)。主要来源于植物油的 ω-6 多不饱和脂肪酸有直接降低胆固醇的作用。而 ω-3 多不饱和脂肪酸主要来源于豆类及坚果中,大量摄入也能降低血中三酰甘油水平。例如,马齿苋含 ω-3 多不饱和脂肪酸,它能抑制体内的胆固醇和三酰甘油的生成,增加前列腺素合成,降低心血管病的发生。

　　3. 反式脂肪酸　它可增加低密度脂蛋白胆固醇,其程度与饱和脂肪酸大致相同,同时它还能降低高密度脂肪蛋白胆固醇浓度。膳食中反式脂肪酸主要来源于氢化菜油类的食物(如人造奶油、饼干、巧克力派)及反复油炸食品(如方便食品、炸薯条、大薄煎饼、沙拉酱等),它可增加血小板凝聚。

　　4. 限制胆固醇的摄入　高胆固醇对冠心病来

说是一个强大的诱发因素。若不限制饮食胆固醇的含量,不但会加重症状,还会诱发其他疾病。作为预防饮食时,每天不超过 300 毫克,治疗饮食每天不超过 200 毫克。

胆固醇有好坏之分。"坏"胆固醇主要来源于我们所吃的食物,因此要保护好我们的心脏,必须限制胆固醇的摄取量。胆固醇虽然存在于动物性食物之中,但是不同的动物及动物的不同部位,胆固醇的含量很不一致。畜肉的胆固醇含量高于禽肉,肥肉高于瘦肉,贝壳类和软体类高于一般鱼类,而蛋黄、鱼子、动物内脏的胆固醇含量则最高。下面介绍一些食物胆固醇含量。

此类食物还有:全脂奶、奶油、猪肥肉、猪皮、鸡皮、鸭皮、鸡油、牛油、火腿、香肠、腊肉、糕饼、油炸食品、烤酥油及奶精等。猪油饱和脂肪酸含量有 40%,牛油中可达 50%,再加上动物脂肪组织原有的胆固醇,促使人体在消化过程中,产生更多的胆固醇,会严重威胁到心脏和血管,是冠心病的幕后杀手。

(1)低胆固醇食物:每 100 克食物中胆固醇含量低于 100 毫克的食物,如鳗鱼、鲳鱼、鲤鱼、猪瘦肉、牛瘦肉、羊瘦肉、鸭肉等。

(2)中度胆固醇食物:每 100 克食物中胆固醇含量为 100～200 毫克的食物,如草鱼、鲫鱼、鲢鱼、黄鳝、河鳗、甲鱼、猪排、鸡肉等。

(3)高胆固醇食物:每 100 克食物中胆固醇含量为 200～300 毫克的食物,高胆固醇血症的患者应尽量少吃或不吃高胆固醇的食物。我们日常生活中常见高脂食物有猪油、植物油、猪肉(肥肉、猪皮、蹄膀)、牛肉;动物内脏(肾脏、心脏、肝脏、脑等);腌肉、汉堡包、热狗、香肠;果仁类(榛子、松子仁、核桃仁、芝麻、西瓜子、腰果等);鸡蛋黄、黄油、奶油、蛋糕、冰激凌等;糖果类;炸薯片、炸鸡腿等油炸类食物及零食;虾子、虾皮、蟹黄、蚌、牡蛎、鱿鱼、乌贼鱼、蚬肉、凤尾鱼等也是高脂肪、高胆固醇食品。全脂牛奶含有一定量的胆固醇。

另外,还有一种植物固醇,存在于稻谷、小麦、玉米、菜子等植物中,植物固醇在植物油中呈游离状态,具有降低胆固醇的作用,而大豆中豆固醇有明显降血脂的作用,因此提倡患者多吃豆制品。

(四)食物多样,谷类为主,粗细搭配

人类的食物是多种多样的,各种食物所含的营养成分不完全一样。每种食物都至少可提供一种营养物质。

谷类食物是中国传统膳食的主体。是人体热能的主要来源。

谷类食物中碳水化合物一般占重量的 $75\%\sim80\%$,蛋白质含量是 $8\%\sim10\%$,脂肪含量 1% 左右,还含有矿物质、B 族维生素和膳食纤维。谷类食物是最好的基础食物,也是最便宜的能源。越来越多的科学研究表明,以植物性食物为主的膳食可以避免欧美等发达国家高热能、高脂肪和低膳食纤维膳食模式的缺陷,对预防心脑血管疾病有益。

不同种类的粮食及其加工品的合理搭配,可以提高其营养价值。如谷类蛋白质中赖氨酸含量低,是其限制性氨基酸;豆类蛋白质中富含赖氨酸,但蛋氨酸含量较低,是其限制性氨基酸。若将谷类和豆类食物合用,他们各自的限制性氨基酸正好互补,从而大大提高了其蛋白质的生理功效。相对于大米白面,其他粗粮中膳食纤维、B族维生素和矿物质的含量要高得多。粮食在经过加工后,往往会损失一些营养素,特别是膳食纤维、维生素和矿物质,而这些营养素和膳食成分也正是人体容易缺乏的。以精白面为例,它的膳食纤维和维生素 B_1 只有标准粉的1/3。

对于冠心病患者来说,碳水化合物摄入应占总热能的55%～60%。尤其是伴有肥胖或高脂血症的患者更需注意,应选用多碳水化合物,食物纤维、谷类、果胶等,可降低胆固醇。肥胖者应限制主食,可多吃些粗粮等含食物纤维高的食物,对防治高脂血症、冠心病等均有益处。冠心病病人应限制热能的摄入,而谷类食物是膳食的主体,是人体热能的主要来源。越来越多的科研表明,以植物性食物为主的膳食可以避免高热能、高脂肪、高蛋白和低膳食纤维膳食的缺陷,从而预防冠心病的发生发展。

粗细搭配有利于健康。除大米、面粉外,玉米、燕麦、荞麦、红小豆、绿豆也是最好的选择,其中粗粮占每日主食的1/3。摄入富含膳食纤维的麦片、豆类、亚麻子后,血胆固醇水平可下降10%～15%。

下面介绍几种冠心病患者常用的谷类:

1. 玉米 玉米具有抗血管硬化的作用,脂肪中亚油酸含量高达 60%以上,还有卵磷脂和维生素 E 等,具有降低血清胆固醇,防治高血压、动脉硬化,防止脑细胞衰退的作用,有助于血管舒张,并维持心脏的正常功能。

2. 燕麦 燕麦中含有纤维素,不仅能降低人体内的总胆固醇含量和低密度脂蛋白含量,而且还能降低血压。这两种因素都容易引起心脏病。

3. 荞麦 荞麦中含有芦丁、叶绿素、苦味素、荞麦碱及黄酮物质。芦丁具有降血脂、降血压的作用,黄酮类物质可以加强和调节心肌功能,增加冠状动脉的血流量,防止心律失常。

4. 薏苡仁 降低胆固醇。薏苡仁降胆固醇效果不如燕麦。它属于水溶性纤维,可加速肝脏排出胆固醇。

(五)选择适量的蛋白质食物

食物蛋白质约占总热能的 15%。食用植物蛋白多的地区,冠心病的发病率较动物蛋白含量多的地区要低。每日进食适量主食(男性 300 克以上,女性 250 克以上),1～2 袋鲜牛奶(即 250～500 毫升)或等量的酸奶或豆浆,1 个鸡蛋,100 克瘦肉,100 克豆类制品等,就足以补充一个健康个体每日所需的全部蛋白质。

1. 大豆 大豆含有丰富的优质蛋白,不饱和脂肪酸,钙和 B 族维生素、维生素 E,且含有磷脂、低聚糖、植物固醇及异黄酮等多种植物化学物质,是有效的抗氧化剂,可以预防心脏病;它还含有丰富的膳食纤维,能降低血浆胆固醇。大豆是我国居民体质蛋白的重要来源。为了提高冠心病患者的蛋白质摄入量及防止他们过多消费肉类带来的不利影响,应提倡适当进食大豆及其制品。其蛋白质含量为 35%～40%,脂肪含量 15%～20%(不饱和脂肪酸占85%,亚油酸高达 50%),且消化率高,含较多磷脂,建议冠心病病人每日摄入 40 克大豆及制品。

40 克大豆=200 克豆腐、100 克豆腐干、30 克腐竹、700 克豆腐脑、80 豆浆。

2. 鱼禽蛋奶 鱼、禽、蛋和瘦肉均属于动物性食物,是人类优质蛋白、脂类、脂溶性维生素、B 族维生素和矿物质的良好来源,是平衡膳食的重要组成部分。动物性食物中蛋白质不仅含量高,而且氨基酸组成更适合人体需要,尤其富含赖氨酸和蛋氨酸,如与谷类或豆类食物搭配食用,可明显发挥蛋白质互补作用;但动物性食物一般都含有一定量的饱和脂肪和胆固醇,摄入过多可能增加患心血管病的危险性。

(1)鱼类蛋白质:含量为 15%～22%,平均 18%左右。鱼类蛋白质的氨基酸组成一般较为平衡,与人体需要接近,利用率较高。脂肪含量为 1%～10%,平均 5%左右,不同鱼种含脂肪量有较大差异,鱼类脂肪多由不饱和脂肪酸组成,单不饱和脂肪酸主要是棕榈油酸和油酸,多不饱和脂肪酸主要由亚油酸、亚麻酸、二十碳五烯酸和二十二碳六烯酸组成。碳水化合物的含量较低,占 1.5%左右,主要存在形式为糖原。

(2)蛋类蛋白质氨基酸组成与人体需要最为接近,营养价值很高。蛋黄中的脂肪消化吸收率高,蛋黄中维生素含量十分丰富,且种类较为齐全,包括所有的 B 族维生素、维生素 A、维生素 D、维生素 E、维生素 K 和微量的维生素 C。蛋黄是磷脂的极好来源,所含卵磷脂具有降低血胆固醇的效果,并能促进脂溶性维生素的吸收。

(3)牛奶:营养成分齐全,组成比例适宜,容易消化吸收,奶类不仅钙含量高,而且钙磷的比例较为合适,还含有维生素 D、乳糖、氨基酸等能促进钙的吸收,有利于身体健康。它除含优质蛋白外,含钙量也较高,且利用率很高,建议冠心病病人喝低脂奶,每日 300 毫升以内。

(六)多吃蔬菜、水果和干坚果

1. 蔬菜的营养特点 蔬菜含水分多,热能低,富含植物化学物质,是提供微量营养素、膳食纤维和天然抗氧化物的重要来源。一般新鲜蔬菜含 65%～95% 的水分,多数蔬菜含水量在 90% 以上。蔬菜含纤维素、半纤维素、果胶、淀粉、碳水化合物等,大部分热能较低,故蔬菜是一类低能量食物。蔬菜是胡萝卜素、维生素 B_2、维生素 C、叶酸、钙、磷、钾、铁的良好来源。海带、紫菜、发菜、黑木耳等富含蛋氨酸、钾、钙、碘,均有利于冠心病的治疗。另外,蔬菜所含大量纤维素,可减少胆固醇的吸收。

(1)红薯:红薯含有糖、脂肪、蛋白质、矿物质、胡萝卜素、维生素 B_6、维生素 B_2、烟酸、维生素 C,以及人体必需的氨基酸等多种营养成分。红薯属生理性碱性食品,可中和体内因食肉、蛋而产生的过多的酸,使人体内保持酸碱平衡。而且对预防便秘很有效。红薯内含有类似雌激素的化学物质,可保持人体皮肤细腻,延缓人的衰老。红薯中还含有黏蛋白等有效成分,能提高人体免疫力,促进胆固醇排泄,减少心血管脂质沉着及皮下脂肪堆积。

(2)菠菜:菠菜富含叶酸,比其他营养补充剂更能有效预防心脏病。吃法:保存叶酸的最好方式是大火快炒,营养价值能保留最多。

(3)马齿苋:含丰富 ω-3 脂肪酸,该单不饱和脂肪酸能抑制体内胆固醇和三酰甘油的生成,增加前列腺素合成,并使血栓素 2 减少,降低心血管病的发生。

(4)西兰花:属于十字花科植物,是黄酮类化合物,有抗氧化、消炎作用。

(5)韭菜:韭菜含有丰富的纤维素、挥发性精油和含硫化合物,能够促进肠蠕动,减少胆固醇吸收,并具有降血脂作用。

(6)藻类:紫菜、海蜇、石花菜等,均含有丰富的矿物质和多种维生素,具有降压作用。

(7)胡萝卜:胡萝卜含有丰富的胡萝卜素和多种营养,可增加冠状动脉血流量,降低血脂,促进肾上腺素分泌,具有降血压、强心等功效。

(8)土豆:是高钾蔬菜(502 毫克/100 克)。还能为人体提供大量的多糖蛋白质混合物,可以防止脂质沉积,保持动脉血管弹性,阻止动脉粥样硬化过早发生。

(9)茄子:茄子可以软化血管,保护心脏,尤其含有丰富的维生素 P,有抑制微血管硬化、防止血管破裂的功能。

(10)西红柿:西红柿是保护心脏的食品。可以防止血液中的血小板凝结,从而消除危险的血栓。

2. 水果的营养特点　　水果中含碳水化合物比蔬菜多;含有丰富的膳食纤维,其中可溶性的膳食纤维(如大量果胶)有降低血胆固醇的作用,有利于预防动脉粥样硬化;含维生素 C 丰富,如山楂富含维生素 C 和胡萝卜素,具有显著的扩张冠状动脉和镇静作用。

每天坚持摄入水果、蔬菜、全谷及豆类的膳食,其纤维摄入量在 25～30 克。增加膳食纤维可降低胆固醇和脂肪的吸收,减少黏多糖刺激的胆汁酸吸收率,从而影响脂代谢的激素水平。另外,它还有改善凝血状况,增加饱腹感,避免摄入过多热能而导致肥胖,加速排泄等功能。

除蔬菜外,水果也是十分重要的膳食纤维来源,尤其是香蕉、苹果、橘子和葡萄中,均含大量的水溶性膳食纤维。国外营养学家认为,中老年人最好每天吃 4 份不同的水果,如香蕉、苹果、橘子,外加一小串葡萄等,这样即可保证体内有充分的膳食纤维摄入。吃水果的另一好处是,水果普遍含有钾元素与叶黄素、白藜芦醇和花青素等营养成分,它们可降血压、防止动脉硬化。综上所述,来自植物的膳食纤维是最廉价的天然保健营养食品,其主要存在于蔬菜、水果及五谷杂粮中。

(1)山楂:山楂具有降低血清胆固醇和降压的作用。

(2)苹果:含果胶,可降低血胆固醇。

(3)大枣:含烟酸,有健全毛细血管功能。维生素 C 含量为 600 毫克/100 克。

(4)葡萄:抗氧化物,抗血栓,防止低密度脂蛋白胆固醇的氧化,降低血液中的胆固醇。

3. 坚果类 坚果又称壳果,可分两类,一类是树坚果,包括杏仁、腰果、榛子、核桃、松子、板栗等。另一类是种子,包括花生、葵花子、南瓜子、西瓜子等。常吃坚果有助于调节血压,增加机体抗氧化剂含量,减轻炎症,改善代谢,可以在不增加体重的前提下降低冠心病等缺血性心脏病的危险。

(1)芝麻

①营养特点。芝麻的油脂含量高达 61.7% 左右,以油酸、亚油酸、棕榈酸、甘油酯为主要成分,含蛋白质 21.9%,氨基酸种类与瘦肉相似;还含有芝麻素、麻油酚、卵磷脂、蔗糖及钙、磷、铁等物质和维生素 A、维生素 D、维生素 E 等。

②食用功效。具有强大的抗氧化、抑制胆固醇的形成,促进乙醛分解的作用,对于防止器官老化、动脉硬化、心肌梗死等有明显的效果。

(2)花生

①营养特点。花生含脂肪 50% 左右,特别是不饱和脂肪酸的含量很高,大部分为亚油酸。花生含

有维生素 B_2、胆碱、维生素 A、B 族维生素、维生素 E、维生素 K、硒及钙等 20 多种营养素。

②食用功效。花生中的硒元素有防治动脉粥样硬化、心脑血管疾病的作用。花生中的维生素 K 有止血作用。

(3)瓜子

①营养特点。瓜子的蛋白质含量较高,热能较低,不含胆固醇,还含有丰富的铁、锌、钙、钾、镁等。瓜子还是维生素 B_1 和维生素 E 的良好来源。

②食用功效。瓜子中丰富的钾元素对保护心脏非常有益,瓜子中所含植物固醇和磷脂,能够抑制人体内胆固醇的合成,防止动脉硬化(白瓜子含有丰富的泛酸,这种物质可以缓解静止性心绞痛,并有降压的作用)。

(4)栗子

①营养特点。不仅含糖及淀粉,而且含有蛋白质、脂肪、B 族维生素等多种营养素,素有"干果之王"的美称。栗子含有丰富的不饱和脂肪酸和维生素、无机盐。

②食用功效。栗子能防治高血压病、冠心病、动脉硬化等。

(5)核桃

①营养特点。含有丰富的蛋白质、脂肪。脂肪中的主要成分是亚油酸、甘油酯,食后不但不会使胆固醇升高,还能减少肠道对胆固醇的吸收。核桃中还含丰富的锌和锰元素、B 族维生素和维生素 E。

②食用功效。为高血压、动脉硬化患者的滋补

品。锌和锰是脑垂体的重要成分,食用核桃有益于大脑的营养补充,是健脑益智的佳品。

(七)戒烟限酒

《中国心血管病报告 2008～2009》,2002 年调查,我国 15 岁以上人群吸烟率为 35.8%(男性66%。女性 3.1%)。被动吸烟者占 51.9%,我国吸烟者 3.5 亿,被动吸烟者 5.4 亿。吸烟和被动吸烟均为心血管病重要危险因素。

1 支烟含尼古丁大约 1.5 毫克,大量吸烟,尼古丁含量在体内就会增加,尼古丁可使平滑肌收缩,血管痉挛,血管便不能得到充足的血液供应,一旦供给心肌的冠状动脉痉挛收缩,心肌则会缺血,发生心绞痛,严重心肌梗死。

吸烟的人会慢性中毒,一氧化碳与红细胞的血红蛋白结合,形成变性的血红蛋白,本来血红蛋白有运输氧气的功能,而变性的血红蛋白则失去了运氧气的功能,身体组织缺氧,动脉血管壁缺氧,血管里的内皮细胞受损,脂肪堆积,便形成动脉粥样硬化。

适度饮酒可改善冠心病的危险性,可增加高密度脂蛋白胆固醇的浓度,改善凝血状况,还可升高血压。酒精有扩张血管的作用,帮助血液循环,少饮对心脏有利,尤其是红葡萄酒。但长期过度饮酒则会增加患冠心病的危险性,影响心室规律的跳动,使心肌血流减少,对于那些患上心脏病的人而言,无疑增加他们心脏病发作的机会。酒是富含热能的物质,它可在胃中完全被吸收,促进其他物质转化为脂防,还会提升血中三酰甘油的含量,因此对肥胖和高血脂的人,酒类应该严格控制。建议每日的饮酒量为:白酒 50 毫升,红葡萄酒 100 毫升,啤酒 300 毫升。

从医学的最新研究结果看:红葡萄酒能使血中的高密度脂蛋白(HDL)升高,而 HDL 的作用是将胆固醇从肝外组织转运到肝脏进行代谢,所以红葡萄酒能有效地降低血胆固醇,防治动脉粥样硬化。另外,红葡萄酒中的多酚物质,能抑制血小板的凝集,防止血栓形成。虽然白酒也有抗血小板凝集的作用,但几个小时之后会出现"反跳",使血小板凝集比饮酒前更加亢进,而红葡萄酒则无此反跳现象,在饮用 18 个小时之后仍能抑制血小板凝集。

(八)食盐限量

高盐饮食还会刺激肾脏分泌一种叫做血管紧张素的物质,此物质能使人体的小动脉收缩,交感神经兴奋,心跳加快,血压升高。摄入高盐分的食物,由于钠在人体组织内保留水分,使得组织肿胀而导致高血压,加重心脏负担。盐分摄取增加时,血液也随着增加。据调查,吃食盐越多的地区,患高血压的人也越多。一般而言,血压越高,患心肌梗死、心力衰竭的危险性也越大。因此,为了减少患高血压的危险性,食盐的日平均量最好是 5 克左右。

平时不要食用咸菜,炒菜时要在出锅时加食盐。腌制的蛋类,不但盐分过高,而且有一定的毒性,尽量不食(20 毫升酱油含 3 克食盐,10 克黄酱含 1.5

克食盐),盐分过高,还会伤害肾脏,而且还会导致一些营养素的流失。钠盐还有吸收水分的作用,每食1克食盐,可吸收200毫升左右水分,吃食盐多,体内潴留水分就增加,血容量也增加,血管阻力就越大,血压升高,心肾等内脏负荷就越重。

减食盐小窍门:①利用食物的天然味道。②利用葱、姜、蒜爆炒后产生的油香味,增加食物可口性。③利用醋、柠檬等各种酸味调味品增加食物味道。④糖醋汁可相对减少对咸味的需求。⑤用高钾低钠盐代替普通食盐。

(九)特殊食物

植物化学物质:在众多的植物性食物中,除了含有明确的营养素以外,还有许多其他成分,它们具有一定的生物活性,可在预防心血管疾病上发挥有益作用,几乎所有的植物性食物都含黄酮类化合物。

大量研究发现,黄酮类化合物具有抗氧化,抗过敏,消炎作用,有利于心血管等慢性疾病的预防。

1. 保护心脏的食物

(1)燕麦:燕麦中含有纤维素,不仅能降低人体内的总胆固醇含量和低密度脂蛋白含量,而且还能降低血压。这两种因素都容易引起心脏病。

(2)大豆:可以降低体内的总胆固醇和低密度脂蛋白的含量,同时提高高密度脂蛋白的含量。

(3)洋葱:含环蒜氨酸、硫胺基酸等,有助于血栓溶解,改善血管壁的弹性、防止血管硬化。

(4)大蒜:可使血胆固醇和血纤维蛋白原下降

凝血时间延长,血纤维蛋白溶解酶活力增高,主动脉脂类沉着减少。

(5)茶叶:它含植物皂素,有降低血胆固醇,预防动脉粥样硬化的作用

国内外已有大量报道,喝茶可降低人体血液中总胆固醇、低密度脂蛋白胆固醇("坏胆固醇")和三酰甘油,同时可以增加高密度脂蛋白胆固醇("好胆固醇"),加速脂肪和胆固醇的代谢。我国科学家观察了饮用沱茶对高脂血症患者的影响。每天饮用15克沱茶的茶汤,连续1个月,显示了明显的降血脂效果。茶叶品种繁多,加工方式多样。其中绿茶是未经发酵的茶,所含各种营养素、维生素和微量元素等比经发酵加工的红茶多,在调节血脂代谢、防止动脉粥样硬化的作用方面也优于红茶。

(6)玉米:玉米的脂肪中富含亚油酸、卵磷脂、维生素 E 等营养素,这些物质能降低血浆胆固醇,防止冠心病的发生。

(7)橄榄油:含单不饱和脂肪酸达 80% 以上,还含有对心血管健康有益的角鲨烯、谷固醇,以及丰富的维生素 A、维生素 D、维生素 E、维生素 K 和胡萝卜素等脂溶性维生素及抗氧化物。

(8)香菇、木耳:有抗凝作用、对防治动脉粥样硬化有好处。

(9)苹果:含果胶,可降低血胆固醇。

(10)海带:含多种微量元素,可软化血管,增加血液流动性,同时含有膳食纤维,可降低血浆胆固醇,并促使钠离子排出体外,降低血管压力。

综上所述,合理膳食是改善生活方式的重要方面,是防治高脂血症和心血管病的基础。合理饮食的关键是总量控制,八成饱与合理搭配,限制食盐摄入,饮食以清淡为宜。

以一些简单的改变饮食习惯可以帮助减缓、停止,甚至逆转心脏疾病的进展。即使是小的改变也可能会显著降低心脏病发作的风险。

2. 促进心脏健康的食品

(1)新鲜水果和蔬菜:新鲜水果和蔬菜营养丰富,热能低。这些食物提供维生素、矿物质、膳食纤维,以帮助对抗疾病,有助于降低胆固醇水平。

水果、蔬菜和粗粮中含有的可溶性纤维,有助于降低血液中的低密度脂蛋白("坏"胆固醇)。

全谷物的食物如燕麦片、糙米和100%全麦面包。

(2)好的脂肪和心脏病:菜子油、橄榄油、大豆、红花、向日葵、玉米油中都含有单不饱和脂肪酸,有助于降低胆固醇。富含脂肪的鱼类,如鲑鱼、鳟鱼和鲱鱼含有 ω-3 脂肪酸,这可能有助于降低心脏病发作的风险。应避免食用鲨鱼、旗鱼、鲭鱼、方头鱼,由于其潜在有高含量汞,存在食品安全隐患。

(3)坏的脂肪和心脏病:坏的脂肪主要来自于饮食中的饱和脂肪,如乳制品、肉、蛋、动物等。因为这些脂肪提高胆固醇水平,应限制在每天 15 克。

(4)反式脂肪被发现在餐馆销售的油炸食品,如糕点、饼干及其他零食,因为它们能提高低密度脂蛋白("坏"胆固醇)和降低高密度脂蛋白("好"胆固醇的罪魁祸首，一般都是不健康的食物，应避免这些食物。

避免食用反式脂肪的氢化或部分氢化油（如快餐薯条、爆米花、一些花生酱）制成的食品。

加强日常锻炼以保持一个健康的体重，可以帮助防止心脏疾病。

3. 饮食注意事项

（1）避免饱食。少量多次，每餐七八分饱，以免诱发心绞痛。

（2）避免进食过热或生冷的食物。进食的食物温度应在 30℃～40℃，禁忌大量饮用冰冷饮料，以免诱发心绞痛或心肌梗死。

（3）食物应多样化，做到精细粗的搭配。如米饭、面包、玉米、高粱、小米的搭配。

（4）各类食物的摄入量可适度参考中国居民平衡膳食宝塔：如油 25～30 克，食盐 5 克，奶类及奶制品 300 克，大豆类及坚果 30～50 克，畜禽肉类 50～75 克，鱼虾类 50～100 克，蛋类 25～50 克，蔬菜类 300～500 克，水果类 200～400 克，谷类薯类及杂豆 250～400 克，水 1 200 毫升。

总之，每个人都有选择膳食的自由，平衡合理的膳食及理念会使你赢得健康长寿的回报，我们生活的文化氛围决定了我们的饮食习惯，所谓流行的时尚饮食和食品工业的虚假广告，往往误导着人们，这些有害的信息把人们引向致命的歧途。您不妨从每天早餐开始，试着纠正一下您的不良饮食习惯。当您吃进第一口食物时，实际上就为健康奠定了基础，能否持之以恒,则是对一个人信念的考验,请记住健康的生活,从您的三餐开始。

四、冠心病患者九日食谱

第一天食谱

早餐:牛奶(200 毫升),鸡蛋(35 克),馒头(50克),凉拌豆芽(50 克)

上午加餐:苹果(200 克)

午餐:五彩鸡丝 50 克,西芹(100 克)百合(50克),西红柿(50 克)香菜(5 克)汤,米饭(100 克)

晚餐:芝麻拌菠菜(100 克),大米粥(25 克),菜团子(雪里蕻 100 克,肉馅 40 克,面 100 克)

五彩鸡丝

【材　料】　生鸡脯肉 50 克,青、红、黄柿子椒共100 克,水发木耳 20 克,橄榄油 10 克,食盐 1 克。

【做　法】　①将鸡脯肉、彩椒、木耳切丝待用。②炒锅放水烧沸,将鸡丝均匀的放入沸水中滑熟捞出,木耳过水捞出。③将炒锅小火放入橄榄油,葱、姜爆香,将切好的彩椒入锅,后放入备好的鸡丝与木耳,加食盐炒匀,装盘即可。

西芹百合

【材　料】　鲜百合 50 克,西芹 100 克,葱、姜、食盐、植物油各适量。

【做　法】　①把洗好的百合与干净的西芹备

齐,西芹斜切成与百合大小相当的薄片。②将芹菜在热水中焯至五成熟,捞出沥干备用。③锅置火上,放油烧热,放葱、姜爆炒,随后放入西芹、百合,略炒至五成熟,放食盐待至炒熟出锅。

【提　示】　现吃现炒,不能放酱油,否则有苦味。

西红柿香菜汤

【材　料】　生西红柿 50 克,香菜 5 克,香油、食盐、淀粉各适量。

【做　法】　①生西红柿洗净、切片,香菜洗净、切末,备用。②清水烧开,放入西红柿,加水淀粉,再煮开,放香菜末、少许食盐即可。

芝麻拌菠菜

【材　料】　菠菜 100 克,芝麻、食盐、醋、橄榄油各适量。

【做　法】　①将洗净的菠菜放置沸水里焯熟,沥干水,稍凉后切成小段,挤去水分。②在干净的容器中,放入焯好的菠菜,再放入醋、食盐、橄榄油,拌匀。③把炒好的少许芝麻撒入已拌好的菜中,即食。

菜团子

【材　料】　玉米面、豆面、小米面共 100 克,雪里蕻 100 克,肉馅 40 克,小苏打、葱、姜、香油、酱油各适量。

【做　法】　①把上述面粉放在一个容器里,放适量苏打,加 35℃ 左右温水,边倒边搅拌,面和好后,醒 30 分钟。②与此同时,把葱、姜、酱油等与肉馅调好,腌制 10 分钟,然后将洗净的青菜切成末,与肉馅均匀拌在一起,制成馅备用。③用发好的面包制和好的馅,捏紧,上锅蒸 30 分钟即可出锅。

【推荐理由】

豆芽:含膳食纤维较多,可清除血管壁中的胆固醇和脂肪,预防心脑血管疾病。

鸡肉:含丰富的磷脂,有降低血液胆固醇的作用。

芹菜:含较多黄酮类化合物,有降脂、降压,保护心脏的作用。

菠菜:含丰富叶酸,能增加血管弹性,促进血液循环,预防心脏疾病。

玉米面:玉米脂肪中含大量亚油酸、卵磷脂、维生素 E,有抗血管硬化作用。

【注意事项】 鸡蛋在煮前要将鸡蛋洗净,以免在煮的过程中鸡蛋皮裂开,细菌等不洁物污染鸡蛋。食用鸡蛋必须保证煮透。鸡蛋受母鸡的影响较大,如果饲养的鸡食用了不洁的食物或是染病,都会在鸡蛋中留下细菌,将鸡蛋完全煮熟食用,可以消除鸡蛋中含有的细菌,保证食用者的健康。

菠菜在食用时,必须先在沸水中焯好,将菠菜中含有的草酸除去,降低草酸与蛋白质、钙等营养物质的结合。

全天烹调油总和控制在 20 克,食盐控制在 5 克以内。

食谱中所涉及的主食重量均是制作食品时米和面的原材料重量。

【营养成分】 全天总热能 1 850 千卡,蛋白质66 克(占 14%),脂肪 55 克(占 25%),碳水化合物274 克(占 59%),膳食纤维 25 克,胆固醇 295 毫克。

第二天食谱

早餐:牛奶(200 毫升),冲麦片(30 克),鸡蛋(35克),熟玉米(100 克)

上午加餐:梨(200 克)

午餐:肉末(25 克)豆腐(100 克),酸辣圆白菜(150 克),大枣(10 克)银耳(30 克)汤,米饭(100 克)

晚餐:蒸白菜卷(瘦肉 75 克,菜 100 克),炒茄丝(150 克),小米粥(30 克),烙饼(50 克)

肉末豆腐

【材　料】 肉末 25 克,豆腐 100 克,酱油、食盐、葱、姜、蒜、豆油各适量。

【做　法】 ①酱豆腐切成小块,备用。②将炒锅热油,放入葱、姜炒香,放入瘦肉末,炒匀后,入已切好的豆腐块,加入适量酱油,至八成熟时,把蒜末入锅即可。

酸辣圆白菜

【材　料】 圆白菜 150 克,红辣椒 10 克,姜、食盐、醋、豆油各适量。

【做　法】 ①将圆白菜洗净,用手掰成块,姜切丝,红辣椒洗净,沥干。②炒锅热油,放姜、红辣椒爆香,然后倒入圆白菜急火快炒,加入食盐、少许醋即可。

大枣银耳汤

【材　料】　银耳 30 克,大枣 10 克,食盐少许。

【做　法】　将银耳、大枣洗净,用水煎煮 15 分钟,加入少许食盐,出锅即可。

蒸白菜卷

【材　料】　猪肉馅 75 克,白菜 100 克,酱油、食盐、橄榄油、湿淀粉、姜、葱各适量。

【做　法】　①把肉馅用上述调料和好待用。②把洗净的白菜叶在沸水中焯软。③用菜把调好的肉馅卷起来,用牙签固定,放蒸锅蒸 15 分钟即可。

炒茄丝

【材　料】　茄子 150 克,葱、姜、蒜、食盐、豆油、酱油各适量。

【做　法】　①把洗净的茄子去皮,切成丝。②炒锅下底油,入葱、姜炒香后,放入茄丝,炒至六成熟时,放入食盐少许,待出锅前,放已切好的蒜末,即可出锅。

【推荐理由】

豆腐:含大豆蛋白,可显著降低血浆胆固醇和三酰甘油,同时还含有植物雌激素,能保护血管内皮细胞不被氧化破坏。

圆白菜:是十字花科植物,含黄酮类物质,有抗氧化、消炎作用,有利于预防心脏病。

大枣:含维生素 C,它有改善人体毛细血管功能,另还含芦丁,可软化血管,防止高血压的发生。

茄子:富含维生素 P,可软化血管,防止小血管出血。茄子纤维素中的皂苷可降低胆固醇。

小米:富含钾、镁而含钠低的食品,它可改善血管弹性、通透性,可降低胆固醇。

【注意事项】 炒茄丝时要注意油要适量使用,过多会增加脂肪的摄入量,对心脑血管病人不利。

牛奶冲麦片的过程中应注意麦片是否熟透,因为牛奶在饮用过程中加热的温度不能太高,因此有些麦片可能无法用较低温度的牛奶冲熟。可以先用少量的热水将麦片处理好,再与温牛奶混合,保证牛奶质量的同时,确保麦片的品质。

炒肉末豆腐时,豆腐要小心翻炒。因为在炒豆腐时豆腐非常容易炒碎,所以可以在放入豆腐前,先在炒好肉末的锅底里少放一点水,再加入豆腐轻轻翻炒,以避免豆腐炒碎。

全天烹调油总和控制在 20 克,食盐控制在 5 克以内。

食谱中所涉及的主食重量均是制作食品时米和面的原材料重量。

【营养成分】 全天总热能 1 795 千卡,蛋白质 66 克(占 15%),脂肪 51 克(占 25%),碳水化合物 268 克(占 60%),膳食纤维 24 克,胆固醇 291 毫克。

第三天食谱

早餐：牛奶（200 毫升），鸡蛋（35 克），馒头（50克），炝黄瓜（100 克）

上午加餐：西瓜（200 克）

午餐：香菇（50 克）炖鸡块（75 克），蒜茸西兰花（150 克），萝卜丝（50 克）香菜（5 克）汤，米饭（100克）

晚餐：肉片（25 克）油菜（100 克）木耳，黄豆（30克）炒海带（干 15 克），山药（30 克）糯米（25 克）大枣（25 克）粥，花卷（75 克）。

香菇炖鸡

【材　料】　鸡腿 75 克，香菇 50 克，葱、姜、料酒、食盐各适量。

【做　法】　①将鸡腿 75 克剁块，烫去血水后冲净。香菇泡软洗净。②沙锅中煮一锅开水，将所有材料放入沙锅中，放料酒，小火炖 40 分钟，调味后即可。

蒜茸西兰花

【材　料】　西兰花 150 克，蒜、姜、食盐、豆油各适量。

【做　法】　①将西兰花冲洗干净，将茎部老皮剥去，用刀切成块，蒜捣成泥待用。②锅里放清水加热烧开，西兰花放入焯一下捞出。③炒锅热油，放蒜煸炒出香味，入西兰花、食盐，轻炒片刻出锅。

山药大枣粥

【材　料】　糯米 25 克,大枣 10 克,山药 30 克。

【做　法】　①将糯米与去皮、切块的山药同煮 30 分钟。②然后加入大枣,再煮 10 分钟即可。

萝卜丝香菜汤

【材　料】　白萝卜 50 克,香菜 5 克,香油、食盐、淀粉各适量。

【做　法】　①白萝卜洗净,切丝;香菜洗净,切末,备用。②萝卜丝置清水中烧沸,加水淀粉,再煮开,放香菜末、食盐即可。

肉片油菜木耳

【材　料】　猪肉 25 克,油菜 100 克,干木耳 3 克,葱、姜、食盐各适量。

【做　法】　①将干木耳用温水泡发,洗净,去蒂。油菜掰开洗净,沥干,切成段。猪肉洗净、切片。②炒锅热油,放入葱、姜炒香,放入肉片翻炒,再放入木耳、油菜翻炒,熟后入食盐炒匀即可。

黄豆炒海带

【材　料】　黄豆 30 克,干海带 15 克,食盐、酱油各适量。

【做　法】　①将干海带泡软(1 天),切片。黄豆泡好(8 小时),备用。②炒锅热油,放入黄豆、海带煸炒,然后加开水没过菜,放入食盐、酱油小火焖煮,待30分钟左右黄豆和海带熟透,大火收汤即可。

【推荐理由】

西兰花:所含类黄酮是最好的血管清理剂,能阻止胆固醇氧化,防止血小板凝结成块,从而减少心脏的风险。

萝卜:含有胆碱物质,能降脂、降压,还利于减肥。

香菜:含丰富维生素 C 和钾等物质,具有降低血脂、扩张血管,增加冠状动脉血流量,软化血管等作用。

黄豆:所含卵磷脂和可溶性纤维素有助于减少体内胆固醇,还能保持血管弹性。

海带:不仅可增加碘,还能降低血中胆固醇,还含岩藻多糖,防止血液凝固。

山药:含大量黏蛋白,它是一种多糖蛋白质,防止脂肪沉积在血管壁上,防止动脉粥样硬化。

【注意事项】 黄豆在烹调的过程中必须保证充分熟透,否则其含有的脲酶毒苷类物质会妨碍碘的代谢,抑制甲状腺素的合成,引起代偿性甲状腺肿大。

全天烹调油总和控制在20克,食盐控制在5克以内。

食谱中所涉及的主食重量均是制作食品时米和面的原材料重量。

【营养成分】 全天总热能1 800千卡,蛋白质72克(占16%),脂肪55克(占27%),碳水化合物258克(占57%),膳食纤维26克,胆固醇294毫克。

第四天食谱

早餐：牛奶(200 毫升)、鸡蛋(35 克)、豆包(50克)、炝芹菜(100 克)

上午加餐：柑橘(200 克)

午餐：椒油土豆丝(100 克)，香菇(100 克)菜心(100 克)，鸡丝(30 克)冬瓜(50 克)汤，米饭(100 克)

晚餐：清蒸鲈鱼(75 克)，醋溜白菜(200 克)，红豆(25 克)粥，黄金饼(75 克)

椒油土豆丝

【材　料】　土豆 100 克，花椒、花生油、食盐各适量。

【做　法】　①土豆去皮，切丝，洗净，沥水备用。②花生油入锅，放入花椒少许，待发黄时取出，倒入切好的土豆丝，爆炒至熟，加食盐后出锅。

香菇菜心

【材　料】　香菇 100 克，菜心 100 克，葱、姜、花生油、食盐、味精各适量。

【做　法】　①将香菇洗净，菜心切成条。②花生油入锅，姜、葱炒香后，放入香菇、菜心炒熟。加入食盐、味精后出锅。

鸡丝冬瓜汤

【材　料】　鸡脯肉 30 克，冬瓜 50 克，香油、食盐各少许。

【做　法】　①鸡脯肉切丝,冬瓜去皮并切片。②清水煮冬瓜、鸡丝,放入少许食盐,出锅时加入少许香油即可。

清蒸鲈鱼

【材　料】　鲈鱼 75 克,食盐、姜、葱、味精各适量。

【做　法】　①将鲈鱼去鳞,剖净,鱼背上划两刀,洒上食盐、味精、切成丝的葱姜,以及适量清水于盘内。②放蒸锅内隔水蒸 30 分钟即可。

醋熘白菜

【材　料】　白菜 200 克,醋、糖、食盐、淀粉、辣椒、葱、豆油各适量。

【做　法】　①将大白菜洗净,白菜帮片开。②醋、糖、酱油、淀粉调汁备用。③油锅烧热,放入辣椒、葱花,下白菜帮翻炒,将适量对好的调味汁倒入白菜中,翻炒收浓汁即可。

黄金饼

【材　料】　玉米面 75 克,洋葱 10 克,胡萝卜10 克,蛋清 10 克,柿子椒 5 克,香菜 5 克,花生油 3克,食盐 1 克。

【做　法】　①将洋葱、胡萝卜、柿椒切丝,蛋清放入食盐,搅拌均匀,用凉水和玉米面等待发酵,表面起泡即可。②将电热铛开到文火,烧热倒入花生油,和好的面均匀的倒入电热铛里双面烙成金黄黄色即成。

【推荐理由】

红小豆:含皂素,它可调节体内水分储量,清除血中胆固醇和中性脂肪,预防动脉硬化。

土豆:富含膳食纤维,能加速胆固醇在肠内代谢,对降低血脂有效。

香菇:可降血胆固醇,加速血液循环,可降脂、降压,预防心血管病。

冬瓜:含多种维生素和必须微量元素,特别含有丙醇二酸,防止发胖。

鲈鱼:含 ω-3 脂肪酸,阻止血小板聚集成块粘在动脉壁上。

【注意事项】 土豆切丝后,表皮会包裹一层淀粉,在烹调过程中会制作出两种不同口味的土豆丝。一种,在切好土豆丝后放入清水中浸泡,将表皮淀粉泡出去,烹调后的土豆丝口感比较脆;另一种,在切好土豆丝后立即烹调,不除去表层淀粉,则土豆丝口感比较软和黏稠。对不同喜好的人员可通过简单操作进行不同的选择。

全天烹调油总和控制在 20 克,食盐控制在 5 克以内。

食谱中所涉及的主食重量均是制作食品时米和面的原材料重量。

【营养成分】 全天总热能 1 852 千卡,蛋白质 68 克(占 15%),脂肪 52 克(占 25%),碳水化合物 278 克(占 60%),膳食纤维 23 克,胆固醇 298 毫克。

第五天食谱

早餐:豆浆(200 毫升),西葫芦软饼(西葫芦 75克,鸡蛋 35 克,标准粉 50 克)

上午加餐:菠萝(200 克)

午餐:玉米(150 克)炖排骨(75 克),西红柿(100克)菜花(100 克),紫菜冲汤,米饭 100 克

晚餐:蚝油生菜(150 克),海米冬瓜(100 克),糙米(25 克)南瓜(30 克)粥,馒头(50 克)

西葫芦软饼

【材　料】　西葫芦 75 克,鸡蛋半个(35 克),标准粉 50 克,食盐、花生油各适量。

【做　法】　①将西葫芦洗净,擦成丝。②把擦好的西葫芦、面粉、鸡蛋,加食盐、适量水,均匀和好。③加热不粘锅,倒入少许花生油,把和好的糊状物均匀地浇入锅中,变黄即取。

玉米炖排骨

【材　料】　排骨 75 克,鲜玉米 150 克,姜、葱、黑胡椒、食盐各适量。

【做　法】　①将洗净的玉米切成小段,葱、姜切块备用。②排骨用沸水汆过后,洗净,用水小火煮30 分钟,加入少许黑胡椒。③在排骨汤中加入切好的玉米,小火再炖 20 分钟。④加入食盐即可。

西红柿菜花

【材　料】　西红柿 100 克,菜花 100 克,葱、姜、食盐、花生油各适量。

【做　法】　①菜花掰成小朵,入沸水中焯烫片刻。②西红柿洗净,切成小块。③炒锅热油,放入姜、葱炒香,下焯好的菜花翻炒,最后加西红柿块炒匀,加食盐调味即可。

蚝油生菜

【材　料】　生菜 150 克,蒜、蚝油各适量。

【做　法】　①把生菜洗净,沥干水分,蒜切片待用。②炒锅热油,蒜片下锅炒出香味,加生菜继续炒2 分钟,然后加蚝油炒匀即可。

海米冬瓜

【材　料】　冬瓜 100 克,海米 20 克,葱、姜、盐、豆油各适量。

【做　法】　①冬瓜洗净切片,葱姜切末待用。②炒锅烧热,倒入油烧至六成热,放入冬瓜片炒至五成熟时捞出待用。③锅内留底油,放入葱姜末炝锅。下泡好的海米,然后放入冬瓜片,用旺火炒均匀,加入食盐,入味后即可。

糙米南瓜粥

【材　料】　糙米 25 克,南瓜 30 克。

【做　法】　①糙米洗净泡 1 个小时。②加清水、糙米、南瓜,一起煮 1 小时即可。

【推荐理由】

西红柿:含有机酸,能促进红细胞形成,有利于保持血管壁弹性,防止血管硬化。

紫菜:含有的微量元素和磷脂可软化血管,加快血液流动。另外,它含膳食纤维,可降低血胆固醇。

生菜:含甘露醇等有效成分,促进血液循环。

【注意事项】 豆浆在食用前必须煮沸,否则其中含有的皂角素、胰蛋白酶抑制素等物质对人体有害。须注意在煮豆浆的时候,常会出现"假沸"现象,必须用勺子充分搅拌,直至真正的煮沸。

生菜在烹炒过程中要大火快炒,减少维生素的损失。

全天烹调油总和控制在 20 克,食盐控制在 5 克以内。

食谱中所涉及的主食重量均是制作食品时米和面的原材料重量。

【营养成分】 全天总热能 1 836 千卡,蛋白质 70 克(占 15%),脂肪 52 克(占 25%),碳水化合物 272 克(占 60%),膳食纤维 25 克,胆固醇 297 毫克。

第六天食谱

早餐:牛奶(200 毫升),冲麦片(30 克),鸡蛋(35 克),烤白薯(50 克)

上午加餐:桃(200 克)

午餐:素烧双耳(各 10 克),麻酱拌豇豆(100 克),鸡丸(60 克)白菜(80 克)汤,紫米馒头 100 克

（紫米 30 克,面粉 70 克）

晚餐:鸡片(40 克)炒苦瓜(100 克),凉拌腐竹(50 克)黄瓜(100 克),玉米面粥(30 克),米饭(75克)

素烧双耳

【材　料】　干银耳 10 克,干木耳 10 克,花椒、葱、食盐、植物油各适量。

【做　法】　①用温水将银耳、黑木耳泡发,去掉硬蒂,沥干水分。②将炒锅中倒入少许植物油,放几粒花椒炝锅,闻到香味后,捞出花椒,放入葱花,将洗好的双耳倒入锅中翻炒,最后入食盐即可。

麻酱拌豇豆

【材　料】　豇豆 100 克,芝麻酱、蒜泥、醋、食盐各适量。

【做　法】　①将豇豆洗净,用沸水烫透,捞出沥干。②把少许芝麻酱用白醋调稀。③倒在已焯好沥干的熟豇豆上,用蒜泥、食盐把之调至均匀即可。

鸡丸白菜汤

【材　料】　白菜 80 克,鸡脯肉 60 克,葱、姜、食盐、淀粉各适量。

【做　法】　①白菜洗净,切块。②将鸡脯肉洗净、剁碎,放入葱、姜末及食盐,用淀粉调成糊。③用勺子把鸡肉馅制作成小丸子放到开水里氽好,然后放入白菜,入食盐煮开即可。

鸡片炒苦瓜

【材　料】　苦瓜 100 克,鸡脯肉 40 克,淀粉、食盐、葱、姜、植物油各适量。

【做　法】　①将苦瓜去蒂去瓤,切成片,用食盐腌 10 分钟。放入沸水中焯烫后,捞出沥干。②鸡脯肉洗净切片,用淀粉拌匀。③炒锅热油,放鸡片翻炒捞出,锅底续油,下葱、姜末炒香,下苦瓜翻炒后加鸡片炒熟,放食盐即可。

凉拌腐竹黄瓜

【材　料】　黄瓜 100 克,腐竹 50 克,食盐、香油、蒜、醋各适量。

【做　法】　①将泡好的腐竹切成段,再煮片刻,捞出沥干备用。②生黄瓜洗净,切片。③把备好的黄瓜、腐竹加食盐、醋、蒜末、香油拌匀即可。

【推荐理由】

麦片:含抗氧化剂,它可抵御血细胞沉积,另外,燕麦中的不饱和脂肪酸、可溶性纤维,可有效减少血液中的胆固醇,从而改善血液循环。

白薯:它含有的黏液蛋白能够保持血管壁的弹性,防止动脉硬化。

银耳:含有大量的膳食纤维,可减少脂肪的吸收,从而降低血脂。

紫米:它含有的色素属于黄酮类化合物,可阻断自由基在体内的连锁反应,防止动脉硬化。

苦瓜:它含有的多肽类物质,能降低血糖和血脂,预防糖尿病和心血管疾病。

【注意事项】 干腐竹在浸泡过程中要用温水浸泡,水的温度不能过高,否则腐竹表皮浸泡烂了,里面还没泡开,烹调时会出现腐竹硬心的现象。

全天烹调油总和控制在 20 克,食盐控制在 5 克以内。

食谱中所涉及的主食重量均是制作食品时米和面的原材料重量。

【营养成分】 全天总热能 1 831 千卡,蛋白质 72 克(占 15%),脂肪 51 克(占 25%),碳水化合物 273 克(占 60%),膳食纤维 25 克,胆固醇 296 毫克。

第七天食谱

早餐:西红柿鸡蛋挂面汤(西红柿 50 克、鸡蛋 35 克、面 50 克)、酸奶 200 毫升

上午加餐:柚子(200 克)

午餐:葱爆羊肉(75 克),凉拌莴笋丝(200 克),小白菜(50 克)枸杞子(5 克)汤,米饭(100 克)

晚餐:肉片(50 克)焖扁豆(100 克),凉拌白菜心(150 克)魔芋(50 克),绿豆粥(30 克),花卷(75 克)

葱爆羊肉

【材　料】 羊肉 75 克,葱 50 克,姜、酱油、食盐、料酒、花椒粉、淀粉、豆油各适量。

【做　法】 ①羊肉切片,把葱、姜和酱油、花椒粉、淀粉与羊肉片搅拌均匀。②炒锅放油,用姜炝锅,把腌好的羊肉倒入锅中,翻炒至熟即可。

凉拌莴笋丝

【材　料】　莴笋 200 克,食盐、蒜、香油各适量。

【做　法】　①将莴笋去皮,切丝,用食盐腌片刻。②把腌好的莴笋挤去水分,拌入少许蒜蓉、香油即可。

小白菜枸杞汤

【材　料】　小白菜 50 克,枸杞子 5 克,食盐、香油各适量。

【做　法】　①将小白菜洗净、切段。②枸杞温水泡开,洗净待用。③把小白菜用清水烧开,放入泡好的枸杞子,加少许食盐和香油即可。

肉片焖扁豆

【材　料】　扁豆 100 克,猪瘦肉 50 克,酱油、食盐、姜、蒜、葱、豆油各适量。

【做　法】　①将猪瘦肉切片,加酱油、葱姜、淀粉腌好。②将摘好的扁豆洗净,沥水。③油锅烧热,放入葱姜,将腌好的瘦肉入油锅,翻炒,盛出。④续油,放葱、姜、蒜,再将备用扁豆入热锅中,加适量清水,焖至 20 分钟后,把炒好的肉片放入锅中,翻炒即可。

凉拌白菜心魔芋

【材　料】　白菜心 150 克,魔芋 50 克,食盐、糖、醋、香油各适量。

【做　法】　①将大白菜的嫩心洗净,切丝,用少许食盐腌 2 分钟,把魔芋洗净,沸水焯透,沥干。②加入糖、醋、香油调匀,与白菜心、魔芋混匀,入味即可。

绿豆粥

【材　料】　大米 15 克,绿豆 15 克。

【做　法】　①将绿豆、大米淘洗干净,放入锅中,加水适量。②将锅内绿豆、大米烧开,小火煮至 30 分钟即可。

【推荐理由】

酸奶:能促进机体新陈代谢,激发血管细胞活力,防止动脉粥样硬化。

莴笋:含钾高的食品,清热利尿,对心脑血管病人极为有益。

绿豆:含植物甾醇,其结构与胆固醇相似,它能与胆固醇竞争酯化酶,减少肠道对胆固醇的吸收。

魔芋:含黏液蛋白,能防止动脉粥样硬化。

【注意事项】　西红柿鸡蛋挂面汤中的西红柿在烹调时可先用少量的油进行炒制,这样处理可以充分释放出西红柿中的番茄红素,也可增加香味和色泽。并且番茄红素是脂溶性维生素,用油处理可促进其吸收。

扁豆在焖至过程中不一定强求 20 分钟出锅,主要是以扁豆熟透为主,保证高温将扁豆中的有毒物质处理干净,避免食物中毒。

全天烹调油总和控制在 20 克,食盐控制在 5 克以内。

食谱中所涉及的主食重量均是制作食品时米和面的原材料重量。

【营养成分】 全天总热能 1 750 千卡,蛋白质 62 克(占 15%),脂肪 51 克(占 25%),碳水化合物 260 克(占 60%),膳食纤维 24 克,胆固醇 291 毫克。

第八天食谱

早餐:豆浆 200 毫升,鸡蛋(35 克),馒头(50 克),椒油土豆丝(100 克)

上午加餐:草莓(200 克)

午餐:番茄(100 克)牛腩(75 克),拌西芹(100 克),玉米糁粥(25 克),米饭(75 克)

晚餐:三色猫耳,肉末(40 克)木耳(5 克)茄子(100 克),蓑衣黄瓜(200 克)

番茄牛腩

【材　料】 牛腩 75 克,西红柿 100 克,洋葱 50 克,青椒 50 克,姜、料酒、食盐、豆油各适量。

【做　法】 ①将牛腩洗净,切块,加入姜片、料酒,用高压锅炖 20 分钟。②炒锅热油,放入洋葱、柿子椒翻炒,再加切好的西红柿翻炒,将炖好的牛腩捞入锅中,加炖牛腩的汤,继续炖 15 分钟即可。

拌西芹

【材　料】 西芹 100 克,食盐、香油各适量。

【做　法】 ①将西芹洗净,切段,放入沸水中焯 2 分钟,捞出放入凉白开水中,再沥干。②将沥干的西芹段装入容器中,加入适量食盐、香油,搅拌均匀即可。

三色猫耳

【材　料】　面粉 125 克,青菜 50 克,胡萝卜 50克,食盐 1 克。

【做　法】　①将面粉分成 3 份,将青菜,胡萝卜打成泥取汁。分别用清水青菜汁和胡萝卜汁和面。②将 3 种面团,分别揪成大小均匀的面剂,用盖帘轻轻搓成猫耳朵状待用。锅放水烧沸,将猫耳朵煮熟捞出过凉待用,炒锅放油,葱姜调味勾芡装盘即可。

肉末木耳茄子

【材　料】　瘦肉末 40 克,茄子 100 克,干木耳5 克,葱、姜、酱油、食盐、食用油各适量。

【做　法】　①将茄子洗净,去皮,切丁;木耳温水泡开、洗净。②油锅烧热,下葱、姜末,炒香,入肉末煸炒,放入茄丁,添加酱油,最后加入木耳,烧熟即可。

蓑衣黄瓜

【材　料】　黄瓜 200 克,食盐、白醋、香油、白糖各适量。

【做　法】　①将洗净的黄瓜斜着切,但不要切断,另一面也用同样的方法切好,但不要切断。②用食盐把切好的黄瓜腌制 5 分钟,将水分倒掉,放入白糖、白醋,再加一点香油,放到容器里,拌均匀可食。

【推荐理由】

洋葱:含环蒜氨酸、硫氨基酸等,有助于血栓溶解,改善血管壁弹性,防止血管硬化。

木耳:含有一类核酸物质,可降低胆固醇和三酰甘油含量。具有抗血小板凝集,阻止血中胆固醇沉积的作用。另外,木耳还含植物胶质物质,它能减少血凝块。

黄瓜:含丙醇二酸,可降低血液中胆固醇和三酰甘油的含量,对冠心病有预防作用。

【注意事项】 制作玉米糁粥时应注意加入少许碱面,因为玉米中的烟酸为结合型,不能被人体吸收,加入少量碱处理后,结合型烟酸可以水解成游离型烟酸,易被人体吸收,可预防癞皮病的发生。

全天烹调油总和控制在 20 克,食盐控制在 5 克以内。

食谱中所涉及的主食重量均是制作食品时米和面的原材料重量。

【营养成分】 全天总热能 1 800 千卡,蛋白质70 克(占 15%),脂肪 49 克(占 25%),碳水化合物269 克(占 60%),膳食纤维 24 克,胆固醇 292 毫克。

第九天食谱

早餐:牛奶(200 毫升),花卷(50 克),菠菜(100克),炒蛋(鸡蛋 35 克)

上午加餐:香瓜(200 克)

午餐:羊肉(50 克)炖萝卜(100 克),油菜(100克)木耳(30 克),豆腐(15 克)条汤,米饭(100 克)

晚餐:猪肉韭菜饺子,南瓜(30克)小米粥(小米25克)

羊肉炖萝卜

【材　料】　羊肉50克,白萝卜100克,食盐适量。

【做　法】　①羊肉去筋、膜,切块,入沸水中去血水,捞出沥干。②将白萝卜去皮,洗净,切块。③将羊肉放入锅内,加水烧沸后,改文火煮30分钟,倒入切好的白萝卜同煮。加食盐煮至熟烂即可。

油菜木耳

【材　料】　油菜100克,木耳30克,枸杞子、食盐、食用油、淀粉、葱、姜各适量。

【做　法】　①将木耳剪去根蒂,择洗干净。将油菜掰开洗净。②锅置火上,倒入植物油,加葱、姜炒香,先把木耳倒入,翻炒,然后加入油菜,放食盐翻炒均匀,摆装盘中,点缀少量枸杞子即可。

豆腐条汤

【材　料】　豆腐15克,香菜、食盐、香油各适量。

【做　法】　将切好的豆腐条放入清水中烧开。加少许香菜末、适量食盐、少许香油即可。

猪肉韭菜饺子

【材　料】　猪瘦肉40克,韭菜150克,面粉

100 克,橄榄油、食盐、姜各适量。

【做　法】 ①将面粉加水和好,揉成面团,饧发15 分钟。②将韭菜洗净、沥干。③猪瘦肉剁馅,用姜末、酱油拌好。④将韭菜切末,倒入拌好的肉馅里,加入适量的橄榄油、食盐,搅拌均匀。⑤用和好的面团,把馅包起来,煮熟即可。

【推荐理由】

菠菜:含丰富的维生素 C 和维生素 E 等抗氧化剂,能抑制氧化脂质的形成,防止心脏病发生。

油菜:为低脂肪蔬菜,且富含膳食纤维,与胆酸盐和食物中的胆固醇结合,排出体外。

韭菜:含有硫化物,可降低血脂,防止冠心病的发生。

南瓜:是高钙、高钾、低钠食物,对高血压和高脂血症有预防作用。

【注意事项】 菠菜炒鸡蛋时,一定要先将菠菜焯好,鸡蛋炒熟,在一起烹调,减少影响营养物质吸收的因素。

香菇油菜在烹调时要先将香菇基本炒熟,再放入油菜,大火快炒进行烹调,减少绿色蔬菜营养物质的损失。也可将油菜在沸水中焯一下,将香菇炒熟,调制调味汁浇于香菇和油菜上,减少营养物质的损失。

全天烹调油总和控制在 20 克,食盐控制在 5 克以内。

食谱中所涉及的主食重量均是制作食品时米和面的原材料重量。

【营养成分】 全天总热能1 800千卡,蛋白质67克(占15％),脂肪52克(占26％),碳水化合物265克(占59％),膳食纤维23克,胆固醇292毫克。